【經典】
HUMANITY
【人文】

THE TRUTH 我有能力
知道
真相
嗎？

楊治國——

著

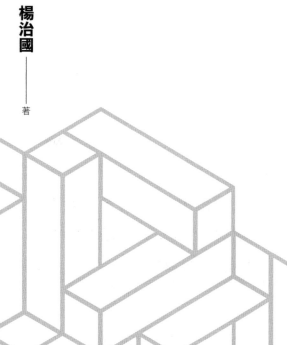

確實的臨床診斷
就能查知病情真相

　　楊治國醫師就讀台大醫學院醫學系時僅低我二屆，後來也僅慢我兩年進入台大醫院內科擔任住院醫師，因此在他從台大醫院內科轉至花蓮慈濟醫院服務前，我們有相當長的時間密切接觸，也對他的為人處事有相當程度的了解。楊醫師做事非常嚴謹，實事求是且擇善固執，對病人的診斷及處置非常盡責。

　　我們再度有較多接觸，是在二〇〇七年成立台灣實證醫學學會（Taiwan Evidence-Based Medicine Association）時，因為彼此對於臨床診斷及處置的理念相近，故一起和其他志同道合的醫師及醫療相關領域的學者專家籌畫成立台灣實證醫學學會。成立學會的主要目的是希望年輕的醫師及醫事人員在處理病人事務時要有所依據、謹慎行事。學會的主要活動之一是舉辦「實證醫學競賽」，

約莫在七、八年前的某次實證醫學競賽中，於評審之餘談及年輕醫師所做的臨床診斷似乎較不夠嚴謹，當時我就請治國醫師設法提醒年輕醫師改善這種現象，事隔多年我其實早已淡忘這件往事，沒想到治國醫師在這幾年當中很認真的思考這件事情並已撰寫多篇文章並集結成書，令我非常敬佩。

醫師日常處置病人事務，首重臨床推理（clinical reasoning），其主要依據來自病史詢問（問診，history taking）及身體診察（physical examination）。問診是為了要了解病人的主觀症狀（symptom），身體診察則是在於發現病人的疾病表癥（sign），這兩種醫療作為所獲得的訊息是醫師對病人的病情做初步判斷最重要的基石。經過合理的邏輯推理之後，可能會產生一個或多個初步的診斷（tentative diagnosis），其後需要尋找合宜的證據來支持某個主要的診斷，並排除其他診斷，這些證據來自各項合宜的檢驗和檢查。在這個過程中，實證醫學（evidence-based medicine）就扮演很重要的角色，亦即綜合主觀症狀和疾病表癥所獲得的疾病診斷應該要有明確的依據。

本書第一章開宗明義所強調的「重視真相」即是要做正確的臨床診斷，而在第十章中「自我誠實」則是要醫師隨時提醒自己應按步就班、審慎為之。在第九章「診斷疾病的邏輯步驟」更苦口婆心地提醒年輕醫師在做臨床診斷時，務必要將歸納總結後所達成的「最佳解釋的推論（斷論）」，形成假說並加以演繹而再度求證確認。他也深深了解人類的習性，因此在第三章「我們的大腦」中提示人們可能有「認知陷阱」而會犯錯，因此要誠實面對自己，減少犯錯之機率。

在高科技檢驗及檢查盛行的現代，年輕醫師會輕忽紮實的病史詢問及身體診察，而亟欲儘快使用高科技檢驗及檢查以達到臨床診斷的目的。這是很自然的，殊不知如果沒有確實掌握病人的症狀及身體表癥，一味使用這些高科技的檢驗或檢查，經常可能會獲致錯誤的診斷而不自知。因而在第五章「蒐集資訊」中一再提醒年輕醫師不能捨本逐末，要嚴格遵循「希爾準則」所強調的因果關聯。治國醫師也在第十一章「電腦世代與人工智慧的啟示」中闡明他對人工智慧的看法，應善用其優點而非無知的依賴人工智慧。

本書從真相的重要性和必要性出發（第一、二章），繼而強調查明真相所需經歷的蒐集，及辨識合宜的證據、分析與歸納、假說之演繹，以及二度確認等邏輯步驟（第四至九章），接著提醒年輕醫師要誠實面對自己，以免誤入「認知陷阱」（第三、十章），更闡明善用高科技檢查、檢驗乃至人工智慧之優點而非依賴這些工具（第十一章）。其中不時引經據典以佐證其所強調的「查明真相」中所需落實的作為，讓讀者於飽覽全書之後獲得莫大的啟示，進而能時時執行確實的臨床診斷而查明病情真相。

楊培銘

台大醫學院名譽教授
財團法人肝病防治學術基金會總執行長

我有查知真相
的能力嗎？

　　西元二〇二〇年，全球新型冠狀病毒大流行，筆者見
到了一件非常重要、卻是大家忽略許久的問題：「我們
每一個人有能力得知真相嗎？」

　　真相非常重要，如果沒有得知真相的能力，日常生活
每一項抉擇，皆會因此犯錯；即使不做選擇，也是做了
一項選擇，仍然無法逃避抉擇錯誤的衍生問題。不論是
政治領袖、公司總裁或升斗小民，每天都需要做選擇；
沒有能力得知真相，就沒真相依據可預測後果、無法避
免災難，也無真相依據可解決問題。因此擁有得知真相
的能力，是每個人都必須要培養的。

　　二〇一九年十二月，新冠病毒疫情初現時，台灣政府
如果沒有在隔年一月立即派專家與防疫人員赴中國大陸
調查，如果不努力判定真相，就不可能有後續的正確決

策，也不會成功的在二〇二〇年防堵新冠病毒進入台灣。台灣政府若是不重視真相，不及時採取任何的調查行動，就會如同二〇〇三年，重蹈「嚴重急性呼吸症候群」（SARS）般的大災難。

二〇二〇年新冠病毒在各國剛開始流行時，許多政治領袖未明真相，而做了錯誤的選擇。不重視真相，任何國家都會因此發生災難。美洲與歐洲各國，沒認清新冠病毒的傳染能力，因此忽視全民戴口罩與入境隔離的重要性。一般人缺乏科學知識而迷信檢驗，誤以為單憑檢驗就可確定是否感染，而不知真相的判定需要許多不同的證據。因此不少人誤以為進行病毒檢驗，即可避免全國大傳染。德國就曾犯此錯誤，採行全國病毒檢測，企圖以檢驗結果縮短隔離天數，結果反而造成國內疫病大流行。

獲知真相的能力，最重要的未必是專業知識，而是正確觀念。例如無法辨識「假說」（hypothesis）與「理論」（theory）的差異，就會產生錯誤的後續觀念與決策。兩者，不論是產生的目的、容許犯錯的空間、所需要的證據數目與種類、邏輯推理，皆是不同。「假說」不能

代表真相，因此不能對媒體與大眾宣告，也不能據此制定政策。「理論」則是對真相因果關係的正確描述，因此才能做為大眾宣告、政策制定的依據。以理論預測後續發生事件或結果，皆能得到正確的驗證結果。

在新冠病毒肆虐全球初期，此時因證據不足，沒有人知道真相如何。但卻有許多的名人、專家，不停地在媒體上對外宣揚自己的意見（假說）。在證據仍不足時，任何證據皆可引出一個合理解釋，此為「假說」。例如檢驗病毒，依據其結果判定某人是否感染新冠病毒，但是不去檢查是否有生病的現象，不去釐清引起傳染的來源，僅僅單靠檢驗結果，判定有無新冠病毒的感染，這只能算是「假說」。

「假說」的目的是不要漏掉可能的正確解釋，因此容許犯錯。例如銀行發生搶案，只要有證據找到某人有嫌疑，就可將之當作嫌疑犯，詢問他事發當日的行蹤，但此時還不能對外宣告此人有嫌疑，也不能對他進行侵犯人權的住宅搜查等。「假說」容許犯錯，目的是不要漏掉真正的搶劫犯。回到新冠病毒議題，在二〇二〇年疫情流行時，有許多號稱學者、專家之流，對外直接宣告

其預測，有人說病毒會在同年三月消失，大陸因此錯失疫情調查與高風險者隔離的最佳時機。也有人說會在同年夏季結束，但事後發現眾人的預測都是錯誤的。

　　用預測錯誤來判定可靠性，在「假說」與「理論」兩者，雖然做法一樣，但意義完全不同。「假說」需做預測研究，目的是利用預測，對異說尋找新的證據。而「理論」是為執行政策所需，已經有屹立不搖的論點，因此是可對大眾宣告；但仍會利用預測研究，不停測試理論的可靠性，此為認真追求真相的態度。例如達爾文的演化論，雖然已經有各種證據支持，也與已知的其他理論，完美的契合；但是有新的研究工具出現時，科學家仍然會拿此「理論」來做預測研究，因為科學家們重視真相；理論代表真相，沒有犯錯的空間，所以不停的試圖「努力推翻卻仍然無法推翻」，以確保「理論」是代表因果、真相的敘述。學者卡爾・波普爾（Karrl Popper）提倡的「證偽」（falsification）的觀念，目的是排除「偽科學」（pseudoscience）。「理論」一旦預測錯誤，是非常嚴重的情形，代表之前所有的重要基礎理論與研究有誤，通通要砍掉重來。但前舉那些預測疫情錯誤的專家們，

卻對自己的錯誤預測覺得無所謂，反而再次提出新的預測，這群人皆是不重視真相，對理論缺乏嚴格要求，因此是終身無能力得知真相者。

「理論」的形成，遠比假說複雜，需經過一些程序，不停的淘汰各種假說，也須避開層層陷阱，才能掌握住真相。能成功解釋真相的理論，其中一個重要觀念是「機制」。例如任何有效的治療，皆是牽涉到機制，需有理論可合理說明為何有效，才有可能形成有效治療的理論。在二○二○年新冠疫情開始流行時，有利用回溯性研究法（編按：Retrospective Study，為探索病因的流行病學方法。是從現存資料中，找到以往的暴露經驗，來和目前疾病發生情形進行比對探討），發現之前曾用過 hydroxychloroquine（羥氯奎寧）免疫藥物使用者，其病情會比未使用者較快消退，死亡率也較低，而此類藥物並無任何已知的「機制」理論，可說明為何有效。當明星級人物得知此初步研究結果，便公開鼓吹。美國總統川普也對民眾鼓吹，可使用此藥來對抗新冠病毒，但他們都忽略了「機制」這必要條件。

一些人因為 hydroxychloroquine 藥價便宜且易取得，

也鼓吹大量用於已感染新冠病毒的民眾，這考量是先後次序錯誤，本末倒置。是否使用此藥來對治新冠病毒，首要考量應該是：「它是否確實有效？」，而不是便宜方便的經濟考量或政治考量。當川普鼓吹採用此藥治療新冠肺炎時，有記者追問美國首席傳染病專家佛西（Dr. Fauci），此藥是否有效，他的正確回答是：「我們不知道」。半年後，使用 hydroxychloroquine 的隨機對照人體實驗證據，證明此藥無效，因此確立此藥無效的理論。由上可之，將「假說」當做「理論」而執行任何動作，就如同將初步找出的第一個嫌疑犯，就當作真兇，直接送上法庭，讓法官判決，而不再尋找更多證據以發掘其他嫌犯，這將會造成許多冤獄。

同樣在二〇二〇年，彰化曾檢測當地居民血清抗體，陽性率為萬分之八點三，但是台灣一整年都沒有社區的新冠病毒感染案例，在機制上是不合理的。根據熱力學原理（thermodynamic law），任何訊號的偵測與傳遞，都無法避免雜訊的產生。大多數的雜訊，其訊號都不強。因此，如此低的社區陽性率，若解讀成「無社區內感染」，反而會更合理。台灣直到二〇二一年五月，才

首度出現市區內感染，從此每天都至少有幾十個案例，甚至有時還有大量的群聚案例發生，這才算是社區內感染。兩相對比，驗證當初彰化社區內抽血檢驗的數據，就是一種「雜訊」的結果，也驗證了科學界長期已知理論：檢驗有「測不準」的現象。

二〇二〇年，台灣的執政者決定有條件開放含「萊克多巴胺」（Ractopamine）的美國豬肉進口，同時也把關限制萊克多巴胺濃度需低於國際共識的科學標準；這是科學的問題，不是政治的問題。但某些政治人物不先從科學證據與理論的角度為依據，就直接認定萊克多巴胺為毒藥，對民眾宣傳，將之說成會致死般的可怕劇毒，也據此說法要求必須零檢測，卻不知道檢驗有測不準的現象，與雜訊永遠存在的道理相同。此缺乏真相優先的觀念與後續脫序行為，造成社會衝突。在其他各國，也曾出現類似現象，他們的政治人物與媒體，不花時間去查明真相，在意見或看法衝突時，第一時間就認定是某特定人士的錯誤，或某黨某派的陰謀造成此衝突，因此加深社會的動盪不安，讓民眾不再注意真相為何了！

那麼，當面臨類似重大議題時，是否都可用公投來決

定？筆者認為必須先確認該議題是與真相有關的科學問題？還是牽涉價值觀的政治問題？並不是任何重大議題皆可用公投來選擇。也因此，筆者深信：要能直指問題核心，就要具備判斷事物「真相」的能力，其前提就是每個人都理解科學家深入思考真相所產生的哲學觀念。

真相如何，終究來自人們對證據的解釋、判讀。我們的人腦，在演化過程中，為了效率，不得不附帶一些認知上的先天陷阱，此陷阱常常讓人們解釋錯誤、誤判真相。無法對自我誠實的人，即使證據違反自己的判定，仍然會愚弄自己，製造一些聽似合理的歪理，以誤導自己甚至他人。這類人無能力得知真相，也因此始終做不好事情。

本書不僅提供科學性的哲學觀念，讓讀者面對問題時有能力查知真相；同時詳加說明人腦有哪些先天陷阱，讓讀者能小心避免犯錯。當然，最根本還是要「誠實的面對自己」，那是追求真相者非常重要的條件，也是所有人終生需要的修練。

目錄

何謂真相

如何探究真相

從科學角度實證真相

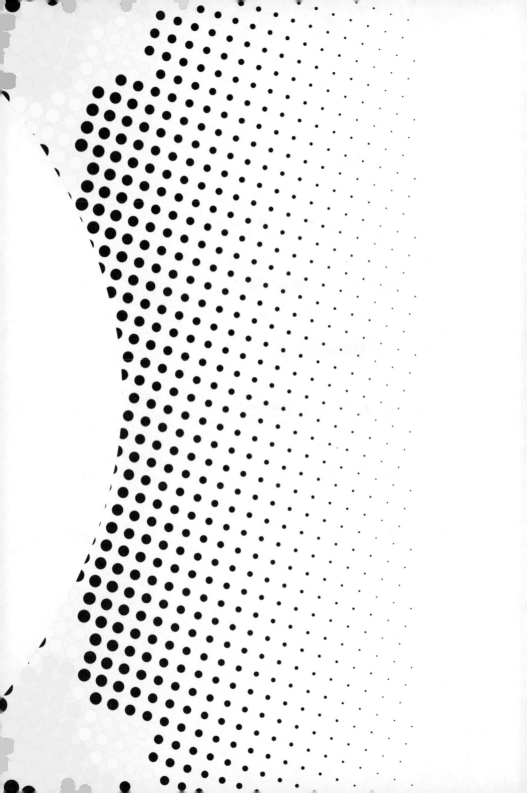

● 何 謂 真 相

對於真相的判定與解釋，沒有含糊空間

真相，無法靠少數證據反射得知

人類對於表象，會輕易接受合理解釋以當作真相

大腦和行為之間，有著因果關係

機制、過程、訊息的改變，皆是因果關係

必須以真相優先，那是所有事件的根本

• 1

真相優先，而且是所有事件的根本

重視真相

　　生命就是一連串的問題與解決，生命會面臨攝食的需求、乾旱或洪災、外在溫度與酸鹼變化、內在有害毒物的堆積、外在掠食者的虎視眈眈……等，皆是生存一直要面臨的問題與壓力。所有大問題出現時，首先要做的是查明真相，得到正確的判斷，而不是考量政治，也不是經濟效應。《禮記・大學》：「物有本末，事有始終，知所先後，則近道矣。」真相是所有需要探討事項的優先考量，也是

後續探討事項的根本、依據；若不了解真相，將做出錯誤判斷。所有的政治或經濟考量，不但無法解決問題，可能還會造成災難。正確判斷真相後，再來考量政治、經濟上的各種處置代價，最後才能形成政策。遇有問題發生時，如果不盡快找到真相，會錯失可解決問題的最佳時機，而喪失解決問題的機會，因此，找到真相是最優先的考量，既非經濟也非政治。

當問題發生時，如果不以查明真相為優先考量，卻以政治或經濟考量為優先的話，就如同遮住眼睛與塞住耳朵，看不見出路，這是無法解決問題的。瑞典一位女孩格蕾塔・桑柏格（Greta Thunberg），在十五歲時參加地方報紙的氣候變化徵文比賽獲勝後，進一步大量閱讀相關的科學報導，得知全球氣候暖化所造成的種種問題與相關的理論後，開始付諸行動。她要求全球領袖負起責任，以行動降低環境逐年惡化程度，她也改變自己的生活消費模式。她的呼籲與行動，依據的是科學所得致結論，她也熟悉有關科學理論，這就是以科學與真相為優先考量。

格蕾塔的呼籲，逐漸引起全球重視，她也獲邀在國際性會議上演說。英國廣播公司（BBC）在二〇二一年推出紀

錄片《我是格蕾塔》（I Am Greta），披露了格蕾塔在面對環境危機議題的經歷故事。她對各國領袖呼籲，要立即行動。她的行動受到全球青少年與學者響應，但也面臨許多評論家、學者或政要的批評反駁。例如俄國總統普丁（Vladimir Putin）與巴西總統亞伊爾・波索納洛（Jair Bolsonaro）就批評說：「氣候危機是一項非常複雜的政治議題，一個十五歲的小孩無資格置喙。」普丁還說她是「善良但見識淺薄的少年」。當時的美國總統川普則語帶譏諷地說她「必須管好自己的怒氣問題」。格蕾塔對此始終平靜以對，她只是堅定地呼籲不能用各種理由來忽視環境危機。如果從「物有本末，事有始終」的邏輯來思考，反而可說格蕾塔的觀念是適當的。一位小女孩直視問題，有時候反而比思考太複雜的大人，更接近本質。

二〇二〇年伊始，中國武漢開始出現一種新興疾病且釀成大流行時，世界衛生組織（World Health Organization, WHO）未從真相角度著眼，卻優先考量政治因素，試圖掩飾真相，因此喪失先機，無法統一各國同心協力來預防，最終造成全世界大流行的疾病。此病到二〇二一年，仍在各地流行。反之，同樣是冠狀病毒的新突變種所造成的新

興傳染病，在二○○三年二月於中國廣東、越南與香港出現疾病流行時，WHO 卻能夠以真相考量為優先，立刻面對此真相處置，集合全球科學家之力，發現此肺炎為一種新突變的冠狀病毒，現稱之為 SARS-1。

真相來自證據的解釋，此解釋或判定，可說明真相與相隨的因果關係，因此重視真相者，首先會努力去收集證據。卡洛·厄巴尼醫師（Dr. Carlo Urbani）是 WHO 所聘請，派駐越南河內的傳染病專家。當他在二○○三年二月接獲越南法國醫院來電，說有一名曾前往中國廣東的美籍華裔商人出現肺炎症狀，且該疾病迅速擴散至全院時，他立即前往調查，發現是一種高傳染性的新興疾病。雖然他因此被傳染，不幸於三月二十九日逝世，但是由於他的及時調查、發現與通報，以及當時 WHO 的重視真相，才能向全球發布「嚴重急性呼吸症候群」（SARS）的警訊，得以迅速啟動全球公共衛生對策，挽救無數人的生命。此警訊也讓科學家在短短一個半月內，就查明該疾病是新型的冠狀病毒所致。

二○一九年十二月，中國武漢出現另一波肺炎，台灣疾病管制局如果沒有迅速在隔年一月派專家與防疫人員前往

調查，若未努力判定真相，歸結為可怕的傳染病，台灣政府就不可能有後續的正確決策，也不會在二○二○年成功防堵新冠病毒進入台灣。而在成功防止病毒入侵歷時一年五個月後，新冠病毒的 Alpha 變種病毒終於乘隙侵入台灣社區！此時是否有以真相為優先考量的處置，就可呈現於各地方政府迥異的防疫成果。例如處處吹噓自己作法的縣市首長，在二○二一年五月中旬台灣剛爆發社區感染時，皆未立即調查自己轄區，查看是否有感染者進入，因此喪失防疫的黃金時機。這些縣市皆未能立即隔離初進入社區的單一個案，而最終造成不可收拾的結果，每天新感染個案曾突破三百人！反觀重視真相的縣市首長，並不會炫耀自己個人的防疫理論，而是盡快查明是否有從外縣市進入自己轄區的感染者，並且能夠在第一時間立即隔離此新感染者；因此到了六月時，他的社區仍然能維持零個案，或將新感染者個案數降至零。

　　法官能正確判定真相，才不至於造成冤獄。醫師能正確判斷真相，才能治好病人。一位政治領袖，對於國內重大經濟風暴或攀升的犯罪率，也必須能掌握到真相與因果關係，才能解決問題。遇到國際相關災難時，也必須了解真

相，當作第一優先。處置也必須以真相為依據，才能解決問題；任何政治與經濟考量，都不應該當作優先的考量，否則就是蒙著眼睛、摀起耳朵做事。

對於真相的判定與解釋，沒有含糊的空間

真相必須受重視，凡是重大政策的執行，皆必須依據真相而行。真相需依賴嚴謹的邏輯推演，因此沒有含糊的空間，否則極容易犯錯。真相也是團隊裡作為溝通的依據，因此任何行事，事前皆必須先明確表達出自己個人的想法，闡明自己對真相的解釋、判決、診斷，讓別人可輕易的發現隱藏的錯誤。如果想反駁別人的行事，也需先花時間調查，同時有能力查明真相、能嚴謹的邏輯思考；重視真相的人，才有資格以真相來批評他人。如果重視真相，就會經常審思自己的判決。利用精細明確的判決來檢視自己，就容易在事後發現自己對證據的錯誤解釋，如此可避免日後犯錯甚至不斷重蹈覆轍。

「真相是如何？」此觀念受到重視時，就會要求：「真相的判定，不但必須正確，而且必須明確，不得含糊」。

不論是檢察官、法官、醫師、政治領袖，其意見皆必須明確精細。檢察官確定真兇後，才能起訴嫌疑犯、將其送上法庭審判。法官慎思所有證據後，才能做出罪名的判決，裁定刑罰輕重。此罪名的判決，就是對真相的描述，有證據說明其犯罪動機。例如法官對被告的最終罪責判決，同樣的殺人事件，必須判定是正當防衛、過失或蓄意致人於死。如此精細的區別，才是對真相的重視，才可作為刑責依據。

醫師在問診完後，也必須對問題下判決，醫學上稱之為「診斷」，醫師診斷何種原因造成此疾病，必須要有診斷才能有下一步合理的檢查或治療處置。診斷必須正確，治療才會有效。醫師對疾病的診斷必須明確，不得含糊，有如法官的判決。例如同樣發燒的案例，不能模糊的診斷為感染，必須明確的判定感染部位在哪裡，是哪一種病菌造成；諸如此類，不同的病菌感染，所需治療的藥物皆不同。醫師絕對不能避而不宣告，不能在缺乏明確診斷下，就直接用藥治療；猶如法官不能在未經詳細審理前，就逕行判決被告該處以何種刑罰。同樣道理，政治領袖也不能在無法說明因果關係的機制時，就輕易對國內重大事件或災難

做判定，也絕無資格貿然做出任何決策。

科學與真相：因果觀念與一致性

　　科學是人類在追求宇宙真相時，所產生的各種活動與心得。過去經由科學家不停的探索，而有新發現與觀念突破，讓人類逐漸了解自己所處的真實世界，其中最重要的一個心得是「因果觀念」。科學家發現我們所處的真實世界，每一件事背後皆有暗藏的「因果關係」，科學家將此「因果關係」寫成清楚明確的法則，我們稱之為「理論」。

　　科學的因果信念，來自對大自然各種觀測後所產生的信仰，其信仰表現在深藏於各種理論的法則裡。此因果信念一再通過各種考驗——包括運用理論所發展的科技——可成功地達到目的；也可見證於新理論完美的建構在舊理論之上的現象，此現象皆是因為背後有一致的因果作用機制。其因果關係，能自然地將各種不同學門的科學，層層涵蓋與和諧融會在一起，絲毫無衝突。

　　例如，物理是闡明能量的各種面向與彼此如何轉換的理論，而化學反應的理論，可完美的建構在物理學的基礎上。

物理學的能量與碰撞理論，可完美的解釋化學反應發生的機率。物理熱力學第二定律，則清楚闡釋化學反應是否會發生的決定因素。物理現象的能量觀念，搭配演化理論，也說明為何會出現蛋白質「酶」（enzyme）。「酶」可將化學反應的能量門檻降低，成為控制化學反應的關鍵。基於「酶」的化學理論，可說明一連串嚴謹控制的化學反應是如何產生的，進而可理解生命現象。能嚴謹控制化學反應，才會出現生命現象。所有生物的生理，皆可完美的建構於一連串的受控制的「酶」與所控制的化學反應。而「酶」的產生，也可在演化理論裡，尋找到其起源與發展的脈絡。

生理學、解剖學、免疫學、內分泌學，皆可說明生命現象，同時彼此有完美的一致性，可互通闡明因果關係。例如，生理學可建構在解剖學、免疫學、內分泌學的架構上，反之亦然。這些學科的理論，也皆是完美的建構在演化理論與化學理論的基礎上。物理、化學與地球科學，也提供科學家尋找生命起源的理論基礎。達爾文的演化理論，成功的說明生物多樣性，也能夠說明人類始祖在面臨長期冰河期與微生物感染的威脅環境，為何演化出有能力長期挨

餓，卻無法承受肥胖的身體；演化理論也能說明哺乳動物為了生存，要應付變幻多端的環境，才會因此產生如此複雜的生理反應與免疫系統，而不是簡單的直線邏輯反應。演化理論也說明了物種的多樣性與物種的起源。利用簡單的因果法則，人類不只可以完整的說明真實世界的每一個面向的表象，也可預測即將發生的事；人類也利用理論的預測，有方向的去找到新的完美證據；因果關係的理論，能成功解決人類生活上的許多問題。

　　如何能得知真相？這是基本科學素養。人類在尋找真相的活動中，被迫從好奇地問「真相是什麼？」進入到追問「如何找到真相？」「如何證實我找到的，確實是真相？」早期物理學家在追尋身處世界的真相時，曾犯了許多錯誤，但是反思此經驗可讓物理學家思考許多哲學性問題。除了物理，後續其他領域的科學活動，也開始引用此追求真相的哲學觀，來改善其科學研究。這些哲學思考，逐漸釐清了一些基本觀念，也產生有效的方法與原則；再加上後續各學科研究活動所產生的證據，彼此互相驗證，也再度驗證理論的一致性。從任何一門學科的研究，皆可讓科學家了解到，發生的萬事皆有其根深蒂固的因果關係。

掌握真相，不但能了解現況，還能精準預測未來

　　掌握真相，在人類而言，指掌握住因果關係、了解宇宙運作的機制；了解運作機制，就能了解各種徵象的意義，進而掌握真相，甚至進一步的預測未來。另一方面，對於複雜的世界，若要預測各種可能的未來，雖然有因果機制可循，仍然需要極大量的計算，才能預測長遠後的結果。因此人類有需要簡化預測的依據，來預測某一事件的未來發展。在真實世界，除了利用因果關係或機制，以預測未來，還可利用流行病模型的簡化方法，來預測未來。

　　流行病模型所依據的邏輯是，是所有因果關係，一定會有時、空的相關性。人類發現可藉由一個流行病調查與統計學，找出時空上與結果有相關性的項目。一旦找到此結果相關的項目，就可成功的預測某一事件的發生或未來結果，這在複雜的世界裡，不失為一個較簡單的方法。例如對於抽菸造成慢性肺阻塞的病人，預測他到底還能活多久？科學家研究各項資料後，發現體重、阻塞程度、運動時的呼吸困難程度、六分鐘走路距離，四項就可成功的預測此人的死亡率或存活期，比算命先生還準。

自古以來，所有的生物每天都面臨毀滅的威脅。細胞面臨環境中的酸鹼、滲透壓、溫度的巨大變化，遭遇細胞破裂而被毀滅；任何生物還要面臨食物短缺、獵食者出現、病菌、毒物的存在，而因此無法生存。掌握真相，就能了解表象、預測未來而趨吉避凶，成為生存的一大優勢。例如能偵測光線的渦蟲，在水中游動時，會避光而躲入陰影處。雖然此能力可避開上方的獵食者，而增加存活的機會；但是上方出現的陰影不一定是獵食者，如果隨水流漂來的是食物，渦蟲卻未能辨識出來，在食物短缺的時候，渦蟲就可能因此餓死。因此渦蟲若能掌握真相，了解陰影所代表的意義，才能夠趨吉避凶。

掌握真相，也意指能掌握因果關係的原理，進而趨吉避凶。例如在野外巧遇一隻剛吃飽的熊，那就不需要擔心被牠攻擊；但如果看到一隻母熊，後面還跟著一隻小熊，那就要遠遠地避開，因為母熊保護小熊的天性，會造成牠攻擊任何靠近的生物。人類經過演化的大腦，在許多認知都超越其他生物大腦的功能，因此在生存上獲得極大優勢；雖然沒尖牙利齒、雖然不是體型壯碩無比、雖然不是動作迅如脫兔，卻更能趨吉避凶，而成為自然界的主要物種。

運用理論裡的因果關係，也可預測到許多證據，此新證據如果要靠盲目猜測是不可能猜中的。在科學界一個很有名的例子，就是在一八四六年，利用牛頓的「萬有引力定律」（Law of universal gravitation），發現太陽系海王星（Neptue）的故事。

　　另外一個例子，是達爾文利用因果關係的理論，成功預測到新的生物證據。達爾文提出演化理論，等於發現大自然生命的因果機制。演化論不但能合理解釋物種多樣性，也能合理解釋各種生命現象，甚至能連結不同物種之間的關係。例如一八六二年一月，達爾文收到園藝家詹姆斯·貝特曼（James Bateman）、經由植物學家約瑟夫·胡克（Joseph Dalton Hooker）寄來的一種蘭花。達爾文研究後發現，此蘭花的唇瓣向後延伸，形成一個長達三十公分的花距（由花萼特化而成細長的管狀結構，藏有花蜜）。他用細長的探棒，深深地插入花距，發現花距上方沒有花蜜，所有花蜜都集中在花距的最末端。而且在某個特殊角度下，探針才會同時接觸到花粉塊。這種具有超長花距的蘭花，是馬達加斯加島上特有的物種，被稱之為聖誕星蘭，後命名為大彗星風蘭（*Angraecum sesquipedale*），屬於彗

星蘭屬（*Angraecum*）植物。當時已知彗星蘭屬植物皆靠蛾類來傳播花粉，達爾文利用演化論，在其著作裡預測與結論：「一定有一種能傳粉的昆蟲，可能是一種巨大的蛾，其口器可伸長，而且超過三十公分。在大彗星風蘭裡吸蜜的過程中，能夠協助花粉傳遞，完成傳粉動作。」此預測在一九〇三年被證實，一種命名為「馬島長喙天蛾馬島亞種」（*Xanthopan morganii subsp. praedicta*）的飛蛾，被發現到，型態如同達爾文的描述，而且於一九九二年，人類首次觀察到此天蛾拜訪大彗星風蘭並協助授粉的現象，更成功的驗證了達爾文的完美預測。

重視真相，才有學習的機會，也是藉以得到大智慧的依據

　　負責任的政治領袖，會回顧歷史，從歷史找出事件背後運作的機制與因果關係，也會諮詢合格專家以建立良好的制度，避免重大災難。中國歷史上最傑出的皇帝，當推唐太宗。唐太宗曾說：「以銅為鏡，可以正衣冠；以古為鏡，可以知興替；以人為鏡，可以明得失。」唐太宗回顧隋朝

歷史，看見隋朝從開創建立到滅亡，短短兩代由興盛轉敗亡，他學到帝王若奢侈浮華、忽視民間疾苦，那會是導致王朝敗亡的原因。因此唐太宗終身謹守節儉作法，勤政愛民，終於在紛爭破壞的年代，將一個新興起的唐朝，成功打造成中國歷史上最輝煌的朝代。因此，能看見事物背後運作的機制與因果關係，是最優先、也是最重要的依據。

重視真相，也是學習並藉以得到大智慧的依據。二〇〇三年 SARS 風暴席捲全球多國，台灣也未能倖免，共造成三百多人感染、七十多人死亡。經歷 SARS 事件後，台灣政府的領導者學習到，各地衛生局、醫院同步合作的重要性，此為防堵高傳染性疾病的關鍵因素，因此陸續修法，將原有的「行政院衛生署疾病管制局」，升級為「衛生福利部疾病管制署」，給予統一指揮的權利，可專責領導規範各地的衛生局與醫院，統一管理傳染病相關業務。以控制傳染病的大流行。

台灣也在 SARS 事件後，修訂「傳染病防治法」，讓中央政府有法條依據，規範每一個機構、公共場所的作法。二〇二〇年出現第二型的 SARS-2 新冠病毒大流行時，「衛生福利部疾病管制署」（簡稱疾管署），依法成功動員全

國──舉凡統一規範戴口罩、依各國疫情管制入境、返國者必須隔離等等規範。疾管署也依法有權利每天公告疫情以避免不實新聞亂傳；疾管署有經費可在全國廣告，教導民眾防範傳染病觀念。反之，美國雖然早就有「疾病管制暨預防中心」（簡稱疾管中心），但是川普總統並未授權疾管中心動員全國防疫，反而任由個人議事主導，終至喪失最佳阻絕時機，讓新型冠狀病毒大舉入侵美國，大肆蔓延造成嚴重傷亡災情。因為缺乏對真相了解的企圖，許多國家也因此無法訂出完整計畫，即使像英國這樣有著良好醫療體系與科技的富裕國家，仍難逃嚴重受災的命運。

台灣政府從二〇〇三年的 SARS 事件中學習到：當大量傳染性高的病患湧入各醫療院所時，將會造成醫療體系崩潰這一「因果關係」。因此制定法規，在各區規劃醫院，設置「負壓隔離病房與獨立的空調系統」，每年列入醫院評鑑的依據；同時各區須每年演習，如何因應大量高傳染病人的湧入。台灣因此儲備足夠的隔離病房，即使境外感染者持續不斷進入，台灣仍然能照計畫隔離照顧，讓醫療體系正常運作。反之，在疫情爆發前未規劃足夠隔離病房的國家，在疫情期間都出現醫療體系面臨崩潰的局面，許

多新冠病毒感染者，出現無病床可安置與治療的窘境。因此，「真相如何？」永遠是所有問題要第一優先考量的，也是學習如何處理問題的根本依據。

重視真相，是提升道德的一體兩面

歷史上的偉人，皆是重視真相的人，因為重視真相，才能誠實的面對自己。沒有人是天生懂得一切原理，沒有人是不曾犯錯的。但是因為重視真相，當問題出現時，會勇敢的面對自己，於是逐漸去除自己的缺點，最終將成為有道德的人，也成為有能力解決問題的人。例如美國總統林肯（Abraham Lincoln）與中國古代的唐太宗，一生中永遠是誠實面對自己的人，當機會來臨時，一躍成為偉大的政治家。恰可印證《禮記・大學》所載：「大學之道，在明明德，在親民，在止於至善……物有本末，事有始終，知所先後，則近道矣。」此書已流傳兩千多年，其哲學觀至今仍屹立不搖。

可以說：重視真相關係著自我誠實面對自己，而後者又關係著道德提升與解決問題的能力。在本書的另一章「自

我誠實才能發現真相」，對此將有進一步闡釋。

總結：必須真相優先，是所有的根本

凡事要首先考量真相，養成此良好習慣後，就容易解決問題。重視真相後，可從自己的親身經歷，學到智慧，進一步瞭解到慈悲與道德的重要；重視真相後，也會從別人的歷史學到教訓，變成有能力解決問題的人。重視真相後，不但能力增加，也會要求自己誠實的面對自己，最終變成有道德的人。

因此，培養自己得知真相的能力，是何等的重要，也是必須培養的觀念。

• 2

何謂真相？

真相是如此的難以捉摸

經過幾百年的努力，一群物理學家在試著瞭解我們現今所居住的世界時，居然發現真相是如此難以得知，超乎想像之外……。

一九三〇年代，物理學家開始發展出「量子力學」的學說，其中一位創立者，也是後來因此得諾貝爾獎的德國物理學家維爾納・海森堡（Werner Heisenberg），他在奮力思索宇宙真相的掙扎中，見識到宇宙「真相」是如此的不易得知，因此在他的《跨越邊界》（*Across the Frontiers*）裡寫到：「宇宙不只是比我們想像的奇怪，而且是比所有

我們能想像到的更奇怪[1]。」

　　如同二〇一九年的丹麥電影《厄夜追緝令》（*The Guilty*）裡頭情節：一位警官，曾因執勤時追求正義而致行為過失，他因此暫時被調至「報案中心」工作，負責接聽各種緊急求救電話。某晚他在報案中心值勤時，接到一通女性報案電話求助，得知該女被其前夫所挾持。於是這位警官就透過電話指導，要該女假裝電話是打給家中幼子，以保持連線；同時藉由暗號約定，以回答他所問的問題。經過一連串的一問一答，他逐漸得知該女離婚的前夫，正以刀子挾持她，兩人同處一部白色廂型車，疾駛於高速公路上。掛上電話後，警官立即連絡警局調派中心去攔截此車，結果終於攔下的白色車輛，卻非被挾持的報案女性所坐的車子。

　　電影後續情節如下：找不到報案女子的白色廂型車，警官經由報案中心自動顯示的報案者電話與地址，致電報案女子的住家。接電話的是個七歲女孩，她還有個襁褓中的弟弟。警官透過電話詢問，得知女孩的父母離異，姊弟與母親同住。不住在一起的爸爸，當晚曾來到女孩家中，在嬰兒房裡關上門、大發脾氣後，拿著刀子挾持母親離開。

警官掛上電話後，立即要求警局調派中心派警到女孩家中查看，得知男嬰已被剖腹死在家中。警官經由現場同事搜尋的資料，發現報案女子的前夫有法院判刑紀錄，因此判斷該前夫有暴力行為。後來，被挾持女性再度來電求救，警官遂教導她如何製造車禍以逃離前夫……。

電影來到結局，情勢整個大逆轉：在拼湊所有線索後，警官得以獲知真相——該女有精神錯亂疾病，面對哭吵不止的嬰兒，她幻想成嬰兒腹內有病蟲；為幫助哭鬧的親生兒，她用刀剖開嬰孩肚腹！事後她的前夫正好到訪，因此發現此人倫慘劇，在無法說服前妻到精神病院就醫後，前夫只好用武力挾持患有精神疾病的前妻，驅車前往精神病院。最後，知曉真相的警官協助前夫，一起處理罹患精神疾病的「報案女性」。

海森堡在另一本著作《物理學與哲學》寫到：「我們所觀察的大自然，不是大自然本身，而是它順應我們的提問，所展現的面❷。」就如同《厄夜追緝令》的情節，警官對報案女子提出問題，而得到相對應的一種面貌，結果卻一直是判斷錯誤。《物理學與哲學》提及：「每當我們從已知進展到未知時，我們可能希望已經理解了。但是我們同

時也必須學到，『理解』此字的一個新的意義。」

電影裡的警官，在線索不足時，找不到要找的白色廂型車，也誤判殺人兇手為前夫，這就如同科學家在探討宇宙真相時，過程中會不停地判斷錯誤。

在面臨問題時，會誤解真相的一個常見原因是：「線索不足」；憑著有限證據，往往無法拼湊出真相。人類在不知真相之際，只能尋找線索、證據，但弔詭的是，往往需先有假設才能尋找線索或證據，而結果也經常在出乎意料處發現真相。

真相就是如此難以掌握。但是百萬年前的哺乳動物先祖們，卻又必須要掌握真相，才得以在冰河時期生存，也因此人類祖先演化出解釋各種現象的能力，企圖理解外在世界；此項解釋本能就成為人類的生存法寶。正如海森堡在《物理學與哲學》所言：「自然科學，不僅是單純描述與解釋大自然，同時是我們自己與大自然互動的一部分。」

人類大腦的認知，代表對於真實世界的預測，依賴訊息的層層轉換

所有的生物，皆用訊號轉換，以了解內、外的世界。人類有各種感應器，可感應外在的各種物理現象。例如聽覺來自耳膜與聽小骨感應空氣壓力變化現象；視覺則來自視網膜細胞感應光子；嗅覺來自嗅覺感受器對空氣中化學物質起反應；味覺來自味蕾對口腔溶解的糖分子、氫離子、胺基酸等起反應；觸覺來自皮膚感受器對形狀改變、震動起反應；各類感應再轉化成神經細胞的電位變化，層層轉換傳遞，送至大腦終站。

　　神經後續的傳導，靠的也是電位改變：利用鈉離子、鉀離子或鈣離子的通道打開或關閉，控制帶電荷的離子進入或離開神經細胞，產生細胞膜電位的改變。細胞膜電位的改變，可引發鄰近電荷離子通道打開或關閉，如此一路傳遞下去，可以讓神經把訊息從一端傳到另一端。

　　神經細胞一端延伸成細長的細胞突出，稱作「軸突」（axon）。軸突細長有如電線般，負責讓電流通過至下一個神經細胞。下一個神經細胞接受軸突傳來的電流，讓電流繼續傳下去。我們所看到、所經驗的世界，其實是訊息經過一層又一層的轉換，最終交由大腦對於真實世界的猜測而已。

對於真實世界的最終猜測，讓我們產生學習能力，可不停的矯正認知錯誤，其代價是猜測錯誤可能導致滅亡；此演化過程，有如二十一世紀人工智慧所發展的路線。我們的大腦演化得如此之好，不但看到表面現象時會立刻自動分析且下預測的結論，而且大多數時候都不會出錯。譬如，當我們看到一隻隱藏在竹林後老虎的部分身影，即使老虎身軀大半都被竹林擋住，我們仍可從暴露出來部分，判斷出這是隻老虎。當我們聽到一個婦女尖叫，旁邊有個小孩正在水裡掙扎時，便能很快判斷出這是著急的母親想要救她溺水的孩子。當我們從電話聽到對方的聲音時，便立刻判斷這是誰的聲音。這些自動化的過程做得是如此的好，以至於我們已經非常習慣，習慣到讓我們看到一個表面現象，就自以為知道真相。我們對於所虛構的認知世界，最後會直覺當作真實世界本身。我誤以為我真的看到竹子、聽到虎吼、或吃到真實食物，其實都是我大腦對影音的虛構預測。

　　就像《厄夜追緝令》裡警官的經驗，真相不容易理解，易判斷錯誤，因此常常產生錯誤的選擇。人類大腦演化出層層轉換的系統，極其複雜但又非常迅速地產生預測結

果，此時正確的意見就是攸關存亡的關鍵了；所有動物在生存艱險的冰河期，如果選擇錯誤，就會滅亡。現今人類在物種分類上屬於「智人」（*Homo sapiens*），從陸續發掘到的人類遺跡，已證實許多支比我們「智人」更早演化的許多人種，皆被淘汰而絕跡。

無法避免的雜訊

真相無法直接得知，必須借助偵測，偵測到的訊號，我們叫做「證據」。利用證據分析，我們得以揣摩「真相」。我們用眼睛看東西，是利用眼睛可偵測光的訊號；我們可以聽聲音，是藉助耳朵對聲音的偵訊；我們的皮膚可以觸摸與感覺東西，是利用壓力與震動的變化，來偵測之。但是根據熱力學原理（thermodynamic law），任何訊號的偵測與傳遞，都無法避免雜訊的產生。

例如在電子儀器有所謂的「詹森－奈基斯特雜訊理論[3]，就已經闡述了雜訊是無法避免。這對於判斷真相，就產生了困擾：我們所偵測到的訊號，代表此物是存在？或者不存在而只是虛假的雜訊？

大多數的雜訊，其訊號都不強，因此人類的做法，是在某訊號強度超過一定程度時，才當作是真實的訊號。如此可避免雜訊所造成的誤導，將不存在的事當作存在而致判斷錯誤。例如對是否有感染導致嚴重特殊傳染性肺炎（Covid-19）的新冠病毒，都是採用反轉錄聚合酶連鎖反應（real time PCR）方式檢測，來判定是否有感染病毒。做法是先將採取物裡病毒的「信使核糖核酸」（mRNA），轉換為「去氧核糖核酸」，然後再不停地複製去氧核醣核酸以增加其量，直到數量足夠用螢光偵測出為止。當病毒量越少，就需要複製越多次，才有辦法達到螢光偵測的條件。此複製次數叫做「循環閾值」（cycle threshold），簡稱為 Ct 值。Ct 值如果訂得太高，變成很敏感，所測到的其實是雜訊。很可能沒有感染新冠病毒的，卻被誤判為受感染者，因此一般不會把 Ct 值無限制的訂高。

檢驗因為雜訊及隨機的現象，會有測不準的法則。台灣社區在二〇二〇年一整年都沒有新冠病毒的感染案例。但卻有某學者堅信，台灣社區有潛伏新型冠狀病毒感染個案，因此某縣市在同年五月對社區居民進行大規模抽血，檢測他們血液中的病毒抗體。檢驗結果該社區居民的抗體

陽性率為萬分之八點三，如此低的比例可視同雜訊，因為大量個案測試，一定會有少數個案因為雜訊而被誤判為有病毒感染。台灣後續在二〇二〇年到二〇二一年年初，一直無新冠病毒的新感染案例發生，證實當時台灣社區內並無感染新冠病毒的潛伏案例。如果社區內真的有感染新冠病毒的潛伏案例，其狀況應該如二〇二一年五月後的台灣，每天都至少有數個新案例發生，甚至不定時會出現大量的群聚案例。

由上可知，不只是儀器的偵測，免不了會產生雜訊，在所有訊號傳遞間，也免不了產生雜訊。我們大腦的神經之間在彼此傳遞訊號時，就會有此現象。在醫學界，有病人出現幻聽、幻視現象，都是因為大腦在處理雜訊時，有所失誤所產生的現象。

食品安全，零檢測的迷失

二〇二〇年，台灣的執政者決定開放進口含萊克多巴胺的美國豬肉，同時規定美豬的萊克多巴胺含量需低於國際認定標準，務必為國人做好把關與限制。但某些政治人物

卻對民眾宣傳萊克多巴胺為毒藥，將之說成會致死般的可怕劇毒，也據此要求進口美豬的萊克多巴胺必須是「零檢測」。此種說法，產生一個科學性問題：靠「零檢測」是可能的嗎？

從上述說明「雜訊是無法避免的」，就可了解，可偵測微量的任何檢驗方法，都不可能檢測到零。因此若檢測到零，只是表示此測量是完全不可靠的。一個好的測量方法、儀器，一定會測到雜訊。如果只測到極微量的訊號，都認為是含有「萊克多巴胺」的話，那極有可能是誤判。

真相，無法靠少數證據反射得知

我們每天看到的世界似乎都跟我們的感覺有非常相當的一致性，以至於我們常常會誤認為，我們所認知的虛構世界可代表真相。在前述的「軸突利用電流傳遞訊號」的過程裡，雖然人們無法輕易據以得知真相，但人類會透過電器用品的電線來了解與感覺——利用電線接受電流與傳遞電流，來想像與理解細胞如何傳遞訊息。當我們接觸到漏電的機器時，會有觸電的感覺，這種外在電流產生的感覺，

人類十分熟悉，也會以此認定那是電流應該要有的現象；我們都是用日常生活的經驗去理解周遭發生的事件。

例如當我們的手肘部被撞擊時，相應的手肘「尺神經」（ulnar nerve）會因此受刺激，就會產生如觸電般的麻麻感覺。電流觸電與神經受刺激兩者感覺相似，同理，解釋觸電的大腦，利用同一種解釋工具去解釋手肘尺神經被刺激的事件。我們會自然地認定神經細胞傳遞電的現象，就如同家電漏電時觸電的感覺。觸電產生麻的感覺，其事實真相是腦部神經的解讀現象，與是否觸電此物理現象無關。我們的細胞傳遞電流，並不會產生觸電的感覺。我們對於事實真相的認識，皆來自於腦部的解釋與判斷，自動形成意見。粗大神經受刺激會有觸電感，較細小神經受刺激則解讀為癢或痛感，因此表象無法代表真相。

我們的神經軸突，有的比較粗大，有的則較細。比較粗大也是傳導電流速度較快者，外面皆包著防止漏電的多層脂肪，以防止漏電。此防止漏電的脂肪層稱作「髓鞘」（myelin sheath），就像我們日常用的電線，在銅線外包覆著絕緣的塑膠皮。有一種稱做「多發性硬化症」（multiple sclerosis）的疾病，是因為不正常的免疫機制破壞「髓鞘」，

而產生疾病的各種現象。這類患者神經軸突的髓鞘因為遭受破壞，就像電線的絕緣外皮不見了，因此產生細胞漏電現象。在巨觀世界裡，即使沒有觸電，此類病患也會常常出現觸電的感覺。令人不禁思索，微觀世界與巨觀世界可經驗的事件，似乎是如此的一致。

　　大腦對於神經傳來的訊號，會解讀而產生主觀感覺，當我們的感覺跟外在真實的物理世界一致時，就容易利用感覺與想像真實世界，在科學研究上產生突破，以至於早在西元一九○○年以前，人類就發現電磁學。同理，我們眼睛觀看物體的運動與碰撞時，跟我們身體受碰撞的感覺非常一致；我們越用力丟石頭，會看到石頭飛得越快、越遠、越高。看見飛石速度越快者，撞擊到堅硬的牆壁時，粉碎的情形也越嚴重。而我們受到飛石的撞擊時，如果撞擊到的石頭飛得越快，我們身體感受到的撞擊力也越大，所以為什麼描述粒子運動、質量與加速度的牛頓力學，也是在一九○○年以前就已經發展出來，這也是因為我們感受到的物體運動跟真實世界的物體移動是非常一致的。

　　同樣，熱力學也是在一九○○年之前就已經發展出來，因為我們可直覺感受到，多少熱能量就可以讓機器做多大

的工作，這些感覺跟外在世界是如此的一致，以至於人類很早就發展出成熟的理論，可解釋人類的經驗。大腦可用以解讀的功能是如此的好，以至於我們常常將看到或聽到的解讀，誤認為是真相。但是真的是這樣嗎？罹患多發性硬化症者，如果是負責傳遞顏色解讀的視神經受到破壞，這時腦的後續解讀，就不會是與巨觀世界一致性的顏色感覺了。

將真實世界放在巨大宇宙而非地球上觀之，其所發生的事件或微觀世界，並不是我們所熟悉的感覺，這與人類經驗違背太大了，因此無法被人類直覺感受而發覺。需要等到一九〇〇年代以後，等牛頓力學、熱力學、電磁學都已經被了解透澈後，人類才有辦法再進一步探討真實世界，此時才能發展出抽象的「相對論」與「量子力學」。在初期發展時，不僅許多物理學家覺得不可思議、難以理解；連發展「相對論」的愛因斯坦也覺得「量子力學」與他所認識的宇宙世界格格不入，因此和支持「量子力學」的尼爾·波耳（Niels Bohr）曾經有一場公開辯論。

即使是愛因斯坦所發展出的相對論，其時間是相對的這個觀念，就讓一般人很難理解或接受。科學界對於發展出

相對論的愛因斯坦，與發展出氫原子模型、導致量子理論出現的波耳，以及提出量子力學的根源學說「測不準原理」的海森堡等人，即使到今天，仍然會覺得這幾位諾貝爾得獎主是絕頂聰明的人。

其實若要論絕頂聰明的科學家，十八世紀的伽利略，從無中生有，發展出目前所認為基本科學常識的各種觀念，一舉打破許多傳統錯誤觀念，就是一位絕頂聰明者。他所發現的真相，例如不同重量的物體從高處掉落到地面的速度是一樣，已經是違背當時一般人經驗。我們一般人的經驗裡，羽毛會往下掉的比石頭慢，那是因為人們看不見也摸不到空氣，就忽視空氣的存在，因此無法產生「有空氣阻力」的想法（請參考本書第五章：蒐集資訊，無證據不等於無此事實）。

他的發現雖然違反一般人所認為，較重物體會掉落較快的錯誤看法，但是他尚無法建立圓滿的粒子運動理論，以解釋掉落現象，以至於不受重視。等到後來牛頓的古典力學出現後，其中「作用力會產生相等的反作用力」這項機制，既可解釋伽利略的實驗證據，也與所有真實世界的現象一致，牛頓遂變成受注意的光亮明星。

在我們真實世界裡，真正實際存在的現象，常常沒有辦法那麼容易的被發現；譬如，時間是相對的，這在我們會覺得是一個很突兀的感覺。我們往往感覺每天時間都一樣的快慢，可用時鐘做驗證。兩個人在調好時間後，不論兩人分別走快一點、走慢一點，走完後查看計時碼表，會發現兩人所經過的時間是相同。我們會感覺彼此的時間是一樣，不論今天或明天你去做什麼事情，跟別人經歷時間的感覺是一樣的；可是愛因斯坦卻發現，時間是相對的，與行進速度有關，要在高速運動下，觀測者才可測出時間相對性，這打破我們的觀念與正常感覺，也因此「相對論」才會讓人產生如此難以理解之感。

另外，粒子有質量與形狀，我們可看到也可感受到。但是聲波、光波、電磁波則沒質量，看不見也捉摸不到，因此古早人類往往會覺得兩者是「不一樣的物質」，這種錯覺也被物理學家所粉碎。一個物質粒子打在我們身上，我們會有被撞擊的感覺；可是一道光線照在我們身上，卻不會有被物質撞擊的感覺；同樣的，我們接受 X 光輻射線照射的檢查，即使 X 光輻射線可以穿透身體，我們也不會有感覺。波和粒子，科學界以前認為是兩種不同的事物，是

分開看待的，可是愛因斯坦卻成功解釋，光波和粒子是同一件物體現象，視人類用何種方法去偵測它，愛因斯坦也因完美的解釋而得到諾貝爾獎。

後來物理學家發現真實世界更是詭異，必須用「概率」去說明電子的軌道與位置，而不是牛頓力學所明確的預測位置，這些研究創造了「量子力學」（quantum mechanics）。量子力學成功解釋宇宙的一切現象，有些已讓人覺得詭異難懂；後來天文物理對宇宙黑洞的解釋，讓我們對真實世界更感困惑了。看起來在真實世界裡，真相並非如此容易理解與得知。

真相往往不是我們所見的表象，無法從某一個表象直接反射得知，因此常常為人所誤解，此可從科學發展的歷史事件悟出，即使是科學研究者也常犯重大錯誤，從歷史可見，人類對於錯誤理論，會長期深信不疑。湯瑪斯·孔恩（Thomas S. Kuhn）是哈佛大學物理學博士，他對於科學本質的研究，是從科學歷史的角度去探討。孔恩由歷史發現奇特的人類通病：科學的理論並不是經過逐漸修正得來，而是經由革命性新理論的誕生，將舊理論完全推翻。每一次都是先前的理論被發現完全錯誤，被一個完全不同的新

理論所取代，而不是經由逐漸修正之前理論而得致。孔恩的觀念具體呈現在他的《科學革命的結構》（*The Structure of Scientific Revolution*）一書中，他採用一個叫做「典範」的名詞，來說明被推翻的錯誤科學理論，皆是長期被當作典範，令世人深信不疑，直到被推翻為止。從歷史證據來看，會覺得「真相是如此難以發現」。

沒有解釋與意見，我們對於證據會永遠看不懂，因為證據無法直接等於內部真相。但是，未經過追求真相的哲學思考與訓練，意見幾乎皆是錯的。即使是從事科技領域工作或學術研究者，一樣會犯錯。但是從事純哲學思考的學者，如果沒從事實務工作，會缺乏經驗，也無法實際運用許多專業理論與實務證據，一樣會產生錯誤的意見，常見哲學家各執己見而彼此爭論不休。

同樣的單項證據，在不同的人就會產生不同的解釋與意見。例如兩個敵對競爭的政黨，同樣的事件，相對於執政黨所提的意見，在野黨永遠會解釋成另一種意義，並且據此抨擊前者。如果是同樣事件，為何解讀其真相會有相反的解釋與判斷呢？真相不是應該只有一個嗎？同樣的證據，為何人們對真相會有相反的認知呢？再次說明「真相

是如此難以發現，也無法直接靠單一證據反射得知」。未
區別單一表象與真相的不同，一律用「直覺」去看待某特
定現象的話，就容易出錯而不會察覺。

本體論（Ontology）與因果論（Causality）

真相是什麼？人類的天性是會好奇提問，會左思右想，
因此產生了許多哲學性的思考問題與自我回答；這些好奇
提問包括：「到底真實世界是什麼？」因此保羅‧約拿‧
田立克（Paul Johannes Tillich）說：「每一個哲學的分支，
皆是對真實世界的提問，包括：什麼是存在？什麼是真
實？什麼是我們看起來是真實的，其背後的真實本質是什
麼？」即如海森堡自稱：「說我是物理學家，還不如說我
是哲學家。」愛因斯坦也說：「很重要的是，永遠不要停
止好奇提問。」

在如此不停的追尋背後本質與真相時，科學家逐漸發展
出許多好方法與技術，去分類、拆解問題；再經由連結不
同的結構，才能釐清彼此關係。在逐層剝開真實世界後，
對於看起來真實存在的背後，開始會思考，真相是否就是

如此的單純？人類經過這些探索，才逐漸了解，所想像的世界與真實世界是如此的不同。例如人類表面所看到的現象，往往是許多單純的物質訊號，經過人腦處理與結合後，所反射的主觀世界；因此可以說，我們所認識的世界，只是我們大腦所猜測的世界。

但是科學家在探討真實世界的本體，逐層的解謎過程中，卻不斷的感受到一種規律性的層層關係，發現真實世界受控於一致性的規律關係，可用簡單的原則說明，因而產生《因果關係》的一種科學看法。這種層層關係與因果相連，遂構成人類的寶貴理論。

理論雖然只是描述因果關係的簡單敘述句，但卻足以說明真實世界各種複雜的變化與現象。人類發現，已知的因果關係，可以倒過來利用，藉以推斷未知的世界，如此，反而看真實世界會看得更清楚。證諸各種成熟學科的理論，也完全符合這種推斷方式。例如物理學理論可說明化學反應，化學理論可說明生命現象；演化可說明生命從簡單形式，如何變成複雜的個體，如何為了應付外在環境而產生不同的物種。本體論與因果論的哲學觀，最終也彼此和諧的成為一體。

真相，來自複雜的推理辨明、預測的驗證

　　真相是以正確意見來反映，此正確意見無法用任何單一的證據或現象得知。要查知真相，需要經過一連串的蒐集現象與證據，經過極嚴謹的邏輯思考與知識應用，初步先形成假說。後續需要再運用此假說來預測，尋找新的證據。經過層層淘汰與各種方式的釐清，最後能屹立不搖的假說，才可以拿來當作理論並保存，此理論才是代表真相。能夠得到理論，是判斷真相的一大躍進。有了理論，就能夠精準的預測許多結果，才有機會得知真相。假說只要有一項預測的結果不準，就會被拋棄，不得成為理論。因此得知真相，必須來回不停的運用「歸納←→演繹」兩種推理方法，直到無法推翻為止。

　　尋找真相，必須經過證據蒐集，也需要複雜辯證過程，以避開各種陷阱，而且需要不停的測試預測能力。必須經由反覆考驗，才有機會產生正確推論，而此正確推論也才能反映真相，在科學界會以「理論」一詞，來代表正確推論。任何權威者，都沒有資格單靠權威，就可知道真相。任何掛著專家或職業頭銜者，也沒有資格以草率意見代表

真相，皆必須經過查看所有證據、推理辨明，以預測做驗證，不停地修改錯誤，同時以其他經確認的理論比對，才可能得知真相。

人類演化了幾百萬年來，已足夠應付日常生活需要面臨的各種威脅，例如野獸的威脅、氣候變化的威脅或環境中陷阱的威脅等，依賴的皆是面臨危險時能自動反應，避開危機。但當面臨複雜的可能性時，大腦的自動判斷常常會出錯，只是我們不知道而已。歷經數百萬年的演化，已經讓人類將眼睛捕捉到的光子能量、波長，自動轉換成顏色、形狀，在自動辨識過程中，不露痕跡的讓我們自以為看到真相。

所以，對於表面現象無法直接自動產生真相這個觀念，必須先要有所認識：「表象不等於真相」之真正意義。「意見」不能代表真相，除非是完全正確的意見。這又是一個必須提防的陷阱，科學家往往要額外經過一連串的尋找工作，同時通過許多嚴苛條件，最後才能達到接近真相的結論。在這種情形下，這個真相其實已經不是直接看到的表面現象，而是人類經過許多方法後得出的一種解釋、一種判斷。對於媒體報導一則新聞，每個觀眾皆應該問自己：

「此報導內容,其中哪些部分是報導事實?哪些部分是意見?」拋棄意見,只接受事實,就不會被媒體誤導真相。

問錯專家,就無法得知真相

真相只能以意見表達,而無法以任何物件直接代表之。但是一般人不習慣嚴謹的推理過程,因此習慣直接問別人的意見。有些專業的問題,需要依賴專業知識分析,比起一般人,專家有理論的依據,比較容易得到正確的意見,因此常需要專家的意見,以判定真相。雖然專家比較容易判斷正確,但是若問錯專家,一樣會得到錯誤的判斷。

「全球衛生安全指數」(Global Health Security Index, GHSI),是一個例子,可說明此點。GHSI 發表於二〇一九年十月,正是在二〇一九年底新冠病毒 (Covid-19) 出現之前所發表的報告。GHSI是由「核威脅倡議機構」(Nuclear Threat Institute, NTI) 與「約翰霍普金斯大學衛生安全中心」(Johns Hopkins Center for Health Security) 計畫合作,經濟學人智庫 (Economist Intelligence Unit, EIU) 開發,針對全球一百九十五個國家的衛生安全能力的評估報告。

GHSI 評估各國面對全球大流行傳染病的準備程度。在其評估報告裡，美國排行第一，是有最完善準備的國家，英國則是排名第二。紐西蘭排名在第三十五位，越南則排名在第五十。但是，報告出爐兩個月後，新冠病毒疫情爆發，而事實證明這些專家的評估排行榜，是完全錯誤的。在二〇二〇年疫情剛爆發的時候，紐西蘭與越南反而是控制成績最佳的國家；而美國與英國卻是表現最差的國家。這些專家的評估裡，有一項是正確的：那就是沒有一個國家，已經為全球大流行傳染病做好充足準備。台灣是早在二〇一〇年之前，就已經有多年的立法準備，於各處成立隔離病房，也成立疫情指揮中心為指揮機構，平日協調各地衛生單位演練。台灣因為並未列在該報告的評估國家名單，因此無從得知台灣的預測排行榜。但在二〇二〇年，台灣始終都沒有疫情爆發，是全世界唯一沒疫情的國家。

　　GHSI 此份報告，雖然來自各學科的科學家，但卻沒有包含研究政治學的科學家，也未包含心理學家、歷史學家、地緣科學家；因此在科學與文化層面對於疫情的影響上，就欠缺深度的探討❹。事後分析二〇二〇年的疫情，政治與心理因素，反而是許多國家疫情爆發的最主要關鍵。美

國雖然有最先進的科學基礎建設與通訊系統，但卻因為政治因素，無法動用此功能。一些影響力大的政治人物與名人，也因為其錯誤觀念的宣揚，影響到大眾。

在醫學界也可以看到此現象，問錯專家通常是死路一條。現代醫學，因為需要不停地研究人體各部位，此一研究歷史的淵源，逐漸形成專科制度。專科制度是為了研究方便，針對某特定器官深入了解；醫師只看某一特定疾病，因此形成專科的醫療制度。此外在醫學研究的歷史中，除了醫學理論，也發展出許多科技工具。為了熟悉新工具的操作，專科醫師的制度也有其方便之處；但是另一層意義上，專科醫師更像是技術師，而不是具有廣泛醫學知識的醫師。實際上，身體的每個器官是互相連結的，只了解一個器官是無法全面判斷疾病、無法真正了解身體的問題。

真相是如此難捉摸，同樣的一個表面現象，可以是來自不同器官所造成的疾病。例如同樣是胸痛，可能來自食道痙攣，需要看腸胃科醫師；也可能來自心臟缺氧疾病，這就要看心臟科醫師；也可能來自肺動脈高壓，這就要看胸腔科醫師；也可能是焦慮的現象，這就要看身心醫學科醫師；也可能是因為癌細胞轉移到肋骨，產生胸痛，如果來

自肺癌的轉移則要找胸腔科醫師；如果來自攝護腺癌轉移肋骨，則要看泌尿科醫師；如果來自乳癌轉移肋骨，則需要找乳癌專科醫師，但是我們沒有肋骨專科醫師。由上可知，真相是如此難捉摸，同樣的胸痛現象，需要找對專科醫師，才有機會對症下藥，達到治療的效果。因此，專科醫師制度常常造成許多誤診。所以說，找錯專科醫師，會是死路一條。

為了避免專科醫師的問題，醫學界創造出各種科別，但是掛上專科或一般科的名稱，並不代表此科的醫師就具有所有的醫學專業知識。這正是目前醫學界，仍然無法解決的制度問題。

不負責任的意見，不等於真相

真相既然只能以意見表達，而無法以任何物件直接代表之，因此科學界追求真相，是社會學家齊格蒙・鮑曼（Zygmunt Bauman）所說的「負責任的方式❺」。科學理論，代表負責任的意見。因此真相和「不負責任」的意見，毫無關聯。在同儕之間，可彼此意見不同而各自提出新證據

來討論。但是在同儕未一致接受前，不能直接對外宣告所導出的預測，也不能對外宣告自己的意見。例如二〇一九年年底，新出現的 SARS-Cov-2 新型冠狀病毒，在隔年年初開始引起注意，後來釀成大流行。當時尚未有足夠資料去了解此病毒，但卻出現一些掛著專家頭銜者，在媒體上不停地公開預測後續事件；過了數個月後，證明其預測錯誤，但是那號稱專家或學者的人，也不把其錯誤當一回事，不但未回頭檢討自己理論架構，反而是改變風向又推出一個新預測向大眾宣布。而當時間證明此專家預測錯誤時，卻未被媒體認真看待並去追究其錯誤，反而繼續詢問該專家的意見；乍看令人匪夷所思，但荒謬事實卻是如此！究其實，如果此人第一次預測就錯誤，媒體就不應該再去問此專家的意見了。

人類必須依據意見行事

所謂「表象」，不論是經由聽見、看見、摸到或自己感應身體內在現象，那都是事實，也是證據，但並不是「意見」；表象或證據可以做為推論思考的依據，但是單憑證

據或表象，卻無法知道真相是什麼？要如何行事？每個人所看到的表象，皆會有同樣的描述，彼此會同意，但是每個人據此所產生的意見卻會不同。我們的行事與選擇，仍然要靠意見。真相無法輕易得知，而且是必須用意見去反映之，因此麻煩的問題是，我們皆須依據意見來決定如何選擇或採取哪一項行動。例如前述所舉丹麥電影《厄夜追緝令》，主角警官的每一步行為、每一項選擇，都是依賴自己當時的意見，而非依據自己所知的事實。當意見或判斷錯誤時，就會一直碰壁，無法解決問題。

價值觀與科學觀

重大議題，是否可用公投解決？應該視該議題是屬於「價值觀」或「科學觀」的問題。台灣藻礁要如何保留？這是科學問題，如果問題是換作：「為了保護台灣的天然環境，你是否願意放棄現在的富裕生活或科技享受？」則是價值觀的問題。

價值觀是指「忍受」或是「正面對抗」的選擇，就像莎士比亞《哈姆雷特》劇中所說：「到底哪一種選擇比較高

貴？是忍受命運如槍林彈雨的折磨，或者是拿起武器對抗而消滅之？」此價值觀只有被迫承受的人，才有選擇的權利。一旦作出選擇，此人就必須自己努力付出，而不是叫別人付出。

科學觀則是有關於真相，是根據真相的因果關係預測，做最佳的選擇。此類選擇只適於專家會議、討論、確定之，而不適於公投。請參考下表的兩者比較。

比較	價 值 觀	科 學 觀
定義	「忍受」或是「正面對抗」的選擇	因果關係預測，做最佳的選擇
選擇的人	必須承受與付出的人可公投	專家，了解此領域理論的學者
時間長短	終身不能改變選擇	視環境而調整選擇
選擇項目	抽象的大方向選擇	明確性的選項
常見例子	• 生命的長度或者生命品質的選擇 • 選擇享受但接受毀滅結果，或犧牲享受但可保長遠 • 自由或生存的選擇	• 是否需開刀或只用藥治療 • 科技的選項 • 疫情何時該戴口罩？是否須封城的選擇

有時問題比較複雜，同時牽涉價值觀與科學觀。此時就必須了解何者優先。例如一旦中風臥床，必須倚賴別人才

能夠生存下去。沒人餵食就會餓死，沒人翻身就會造成褥瘡與細菌感染，沒人帶他去醫院治療就會因感染而死亡，沒人幫他拍背祛痰就會得肺炎死亡。如此沒有品質的生存，是這位病人想要的嗎？病人願意接受不停生病時的痛苦、拍背的痛苦、喪失進食享受的痛苦，只為了活下去嗎？這是價值觀的選擇。如果病人選擇生命的品質，寧願放棄生存。此時醫生不應該建議家屬，把病人帶來醫院治療。這種情形是價值觀優先，後續才考慮如何治療的科學觀。

如果家屬選擇要病人活久一點，在此價值觀的選擇下，家屬必須負起所有照護的重擔與大量金錢開支，而不能強求社會的資助。在價值觀的選擇下，病人遇到要開刀治療才能救活的病況時，此時則是以科學觀為主，是醫師來選擇是否要讓病人接受開刀；家屬則沒有選擇的權利。

許多醫師不了解價值觀與科學觀的區別，遇到反覆發生肺炎的病人呼吸困難，是否要氣管內插管？是否要切開氣管、利用呼吸器來延續生命時？醫師只一昧的建議家屬要插管、氣切，而不是先問家屬的價值觀，也未問是否有人對其選擇願意付出？因此許多中風臥床的病人，常常被氣切，導致餘生都得戴呼吸器呼吸，雖然不會死亡，但是因

為沒人願意付出高品質照顧的代價，病人仍然是反覆生病住院，餘生不停受苦，而且終究無法獲救。

會議溝通要區別事實與意見

現今世界，處於一個團隊合作的時代。在團隊合作裡，經常需要開會或者是一對一的互相溝通。溝通過程中，如果陳述者沒有辦法區別事實與意見時，就沒有辦法陳述真相，所有聽者就無法真正掌握住真相，這會造成團隊合作的失敗。當團隊成員每人都只獲知其中一部分的資訊時，要如何將這些資訊呈現在一起、讓大家了解真相？在呈現方面，必須區別事實和意見的不同。

事實是可以拿來做為分析及判斷真相的依據，但是，單純報告事實則會讓人不易理解問題所在；意見是很容易讓人理解整件事所代表的意義，但它卻不是事實，有可能是與事實無關，甚至是錯誤的；意見與真相背道而馳的時候，報告者自己往往會不知道。因此，如何將團隊裡每個成員的資訊集合起來但不失真，這必須養成一個「區別事實和意見的不同」的重要觀念。

報告者在一開始只能報導事實，不可以添加任何意見的解釋；在結尾則需要直述其意見，但不能用事實來佐證其意見是否可靠；如此分開兩個階段的報告，讓聽者能完全了解，前面陳述是事實，聽者每個人可以有自己發揮想像的空間，可以有自己分析而不受報告者的意見所干擾，因此不會造成偏差。報告者結尾只陳述意見，但是不要加上某事實來解釋，要避免強化自己的意見，如此也可以讓報告者有機會反觀自己的意見，報告者才會看見自己的意見是否會站不住腳。如果不這樣做，報告者經常會用自己的意見，草率找個證據來解釋，自己潛意識裡想避開他人批判，但這只是愚弄自己。結尾的報告，如果只明確的提出意見，而不添加解釋，聽者就很容易發現意見不合理處，這樣團隊合作才有可能成功，才能共同找到真相。

　　在醫學界，不同科的醫生們要開會報告某位病人的病情，有時則是請值班者報告該病人前晚發生的事件，讓隔天交接的醫生能夠明瞭事件與接手照顧。醫學界有很好的報告模式，規定報告者前半段只能報告病人症狀及所做的一些檢查，但是不可添加自己的意見；後半段報告者則直述意見，訂定表達自己對此病人的判斷，判定病人是什麼

疾病，需要採納什麼解決方案，以讓接班醫生可以清楚了解事實與報告醫生的意見是什麼，而且可以有自己的判斷，不受報告者誤導。

任何溝通，雙方都要學習如何區別事實與意見，而且報告時不要兩者參雜的報告模式；必須區分成兩個不同的區塊，各自獨立報告。先報告事實的區塊，再報告意見的區塊，這樣就可以完成清楚的溝通任務了。

證偽觀念

我們是不是真的有辦法直接知道真相？這是哲學性的思考問題。卡爾·波普爾並不認為人類有辦法得知真相，因為真相無法直接證明；但是理論在不符合真相時，可證實其錯誤。波普爾認為，人類可以運用各種方法找出證據去推翻錯誤的推論，他強調必須區別「偽科學」。雖然人類無法找到一個能直接證明真相的證據。不過比起「是否能找到真相？」的這個提問，可能更重要的提問是：「在不知道真相時，人類是否有方法避免犯錯？避免誤將錯誤意見當作真相？」這是波普爾所呼籲的，要小心「偽科學」。

目前科學家配合各種方法，包括利用波普爾必須證明理論錯誤的嘗試與努力，逐步排除不良的結論；同時研發出各種可能的新方法與探索儀器，以蒐集更多的證據。科學家相信，應該仍然能得到真相；科學家也逐漸累積各種知識，以解釋宇宙真相。經過了幾十年、幾百年的驗證，各理論可彼此呼應，到目前為止，此一致現象皆沒被推翻。以下幾章會介紹尋找真相的嚴謹邏輯步驟，以及在每一個步驟所需要的嚴謹條件。

整個科學界在探尋真相時，牽涉到幾個重要的活動，第一，資料的搜尋；第二，如何產生解釋；第三，如何在眾多解釋中，決定哪一項是正確的推論。最後，也是最重要的態度是，即使到了許多證據可支持的最後推論，仍需故意去反證，嘗試推翻以避免犯錯。

科學界的活動導出許多理論，理論是人類以一個簡單的形式去代表真實世界，會利用此理論去解釋新的事件、預測未來的發展、甚至改變結果。在重複運用此理論解決問題的時候，就代表在反覆測試此理論的可靠性。例如，即使藥物通過了第一、二、三期的人體實驗，被准許上市販售。在市面上廣泛的使用後，醫師仍然可以隨時報告未預

見的併發症，向相關單位報告，以標註於藥物的注意事項。

對於無法解釋的證據、或者預測結果出現錯誤時，科學界皆不會輕易放過，會立刻去質疑此理論。這些質疑與考驗也無任何期限。任何時候、任何人皆可尋找駁斥此理論的新證據，經得起不停考驗的理論，就比較可能是接近真理。科學界常利用卡爾・波普爾的否定原則，想盡辦法去否定已形成的理論，去證明理論是錯誤的。如果經過這樣一連串的努力後，仍然無法否定此理論，此時不會動搖的理論，才會被當作最後的真相。

對於表象，人類會輕易接受合理解釋，以當作真相

假設以下情境：「有一天夜晚，你走在街道上，四周漆黑，只有月光映照。這時你看到迎面走過一名年約六十歲的婦女，肩上背著一個鼓鼓的皮包，手上拎著一只塑膠袋，裡面裝著各種食物。突然，不知從何處竄出一個年輕人，衝過你身邊、跑向該婦女，一把搶走她肩上的皮包，繼續往前跑得不見蹤影，婦女飽受驚嚇，手上塑膠袋掉落、食物散了一地。你只聽到她大叫：「有強盜啊！搶劫啦！有

強盜啊！搶劫啦！」這時候，你可能會想是要追趕上去，幫助這位婦女攔住劫匪？或者是幫她撿地上的食物？當你心中正為這兩種念頭猶豫時，你認為一般人是否也會如此反應？」

當身處上述情境時，如果你產生念頭，思考該如何幫助此婦女時，你已經在下意識裡，自認為知道真相是什麼，而且非常自信。潛意識裡，你已經確信這是搶劫事件，但是你可能沒有能力意識到，你對於真相的「認知」能力，可能有缺陷。事實上有可能這一群人是在拍電影，而你正好經過巧遇；也可能只是學者在進行試驗，想知道有多少陌生人會路見不平、攔下搶犯，而設計此情景。

如果當場有未注意此事的路人問你：「發生了什麼事？」你會很有自信地告訴他：「發生搶劫事件」。為了強化自己的說詞，你通常會添加解釋。當解釋得非常合理時，此路人一定會同意，也相信發生搶劫事件。但是，萬一真相確實是某學者的實驗呢？

所有事件，我們其實看到的只是一個表面現象，是大腦把這些不足資訊，自動地運用各種方法補足起來，那是自動解釋出來的想法。事件背後可能有各種不同的真相，這

遠比大腦自動產生的單調想法，會有更多的變化與情形。真實世界存在著許多看起來是同樣表象，但是卻存在其他各種可能性、甚至是我們難以想像得到的情形。想想上舉假設情境的搶劫事件，你是否也是一樣的自信？只因為你非常滿意自己的解釋，只因為解釋非常合理！

真相常常被誤解

看見表象所自然產生的意見，常被一般人誤認為代表真相。一個病人出現發燒的現象時，如果有人拿藥給他吃，吃完後燒就退了，這時候一般人皆會認為是吃藥所造成的療效。此種自然產生的想法與意見，大多數人皆不會懷疑自己的意見可能有誤，因此民間出現許多偏方，深信此偏方可有效治療疾病。曾經有位諾貝爾化學獎得主，就堅信維他命 C 可治療感冒。因為看到感冒病人發燒時，給予維他命 C，病人的燒就退了，所以這位諾貝爾獎得主從經驗裡產生堅定的信念，認為維他命 C 可以治療感冒。

如果我們做一個實驗，把感冒發燒的病人分為兩組，一組吃維他命 C，另一組完全不吃任何藥物，兩組觀察其結

果，會發現有吃維他命 C 的一組人，和沒吃維他命 C 的另一組人，皆在兩天後退燒。其中一組並不會因為吃了維他命 C 而早點好，此實驗結果，反而會結論出「吃維他命 C 不能治療感冒」的理論。科學界是以這種對照組的實驗精神，才能掙脫潛意識裡自然形成的錯誤信念，而找到真相。真相是：「感冒是自己會好的病，是自己會退燒的病」。因吃藥看到退燒現象，只是一種巧合的現象。我們對於一些表面現象，常會直覺認為真相就是如此，看見發燒者吃了維他命 C 後退燒，就認為真相是維他命 C 可治療感冒；許多事件在外緣介入後發生轉變，常常都只是巧合現象。

在試圖了解一些現象的原因時，人類也常常只做初步簡單的搜尋，就立刻直覺下結論而停止搜尋工作。例如警察到車禍現場時，往往在看一眼後，就會直覺下結論，停止原本該做完的完整調查工作。或者醫師在檢查初診的病人時，也會憑簡單幾句對話，就立刻下結論病人聽力正常，而不會再試著用音叉測試聽覺，去發現一邊聽力已經變差；也不會用不同分貝的大小聲音，去測出聽力障礙到什麼程度，更不會利用遮住嘴唇的方法，去測試病人的自然對話能力，是否是靠讀唇能力。更常見的是記者，僅憑訪問路

人幾句話，就停止系統性完整蒐集資料，甚且有自信地報導自己的意見，卻沒注意到所報導的是自己或某路人的意見，而非真相。

尋找真相過程中所遭遇的障礙

在「尋找真相」時，會遭遇幾個障礙，第一個是「人腦」的天生障礙：人腦在做複雜資料處理過程時，會消耗大量能源；而大腦為節省能量所進行的演化，會產生無法避免的認知陷阱，在大腦複雜運作機制裡，讓我們深陷許多錯誤而不自覺。例如將合理的解釋當作證據，而輕易忽略證據的不足。

人類有許多種天生的「認知陷阱」，例如在發現自己的解釋是非常合理時，就會相信自己理論的正確性，而且堅信不疑。此種堅信合理的自我解釋，是認知上的陷阱，非常難以跳脫。還有一種天生認知陷阱是「選擇後的盲目」。當別人的意見深入你心，即使事後有強大證據可推翻此意見，你仍然會深信不疑，就像獨裁者的洗腦式宣傳，會讓人民擁護而不疑其巨大私心。

第二個是「真相是如此的難以得知」：沒有任何一個方法是可靠的，無法依賴單一的方法去找到真相。早在十八世紀荷蘭哲學家大衛・休謨（David Hume，1711 - 1776）的巨著《人類理解論》（*An enquiry concerning human understanding*），它就探索著「人類是如何得到知識的？」休謨在書裡表達對於人類知識來源的深度困擾。他對於人類形成知識、理論所常用的歸納法有缺陷而困惑。當時科學界觀察地球上的各種現象，將現象歸納成一個理論，所使用的歸納是指「在時、空有相關性」。例如看到火焰與感受到熱與灼痛，會聯想出「高溫可灼傷肉體」。但是，此歸納法常常出錯，休謨注意到科學界的各種推理方法，沒有一個是可靠的，因此對知識的起源產生疑惑。他的這個疑惑，在哲學界是很有名的，稱作「休謨的謎題」（Hume's puzzle）。經過幾百年的思考與各種方法嘗試，科學界已經逐漸知道，沒有一種方法，可獨立達成尋獲真相的任務。宇宙是如此的浩瀚，所經歷的時間又是如此的長遠，足以產生複雜的因果交叉作用，此複雜性多到無法用任何單一方法以解出答案。時、空的浩瀚，又足以產生許多在時空上巧合的事件，因此更令人無法找到因果關

係。了解某種特定的推理方法要用在何時，以及需注意的陷阱，是尋找真相的實際可行法，也是一門重要的知識。獲有此知識，就具備科學素養。

第三個是「科學素養有關的觀念是如此抽象、容易誤解」：科學界尋求真相過程中，需要經過一連串嚴謹的邏輯步驟，才能得到真相的結論。雖然科學界尋找真相的邏輯步驟已經標準化，並不複雜，但是這一連串邏輯步驟與方法，背後代表的「科學的嚴謹觀念」，並無法輕易理解。理解此背後觀念，才算是具有科學素養。大多數人並不具有這些科學素養，即使是高科技界人士也不一定真的懂科學背後所代表之各種觀念，因此常用錯方法。某些政治人物或記者，自由發揮個人意見，或就某些事件的現象，以自己的觀點發揮詮釋，雖然乍聽下頭頭是道、言之成理，如果他未能區別事實與意見不同，缺乏謹慎，不知道要避免以意見取代證據，這就不符合科學原則，就不能真正反映真相。真相雖然來自於人類的「解讀」和「判斷」，但是在尋求真相過程，依賴的是正確科學觀念，才能理解追尋真相每一個步驟需注意的陷阱，用正確的方法、小心避開陷阱，才有機會找到真相。

此種「缺乏科學哲學觀」的事件，常見的情形是，在事情發生已知結果時，才找符合自己解釋的證據，來說明事件的因果關係，並且用事後的解釋來代表真相，這在科學哲學觀裡是錯誤的做法。

第四個「網路時代所加深的障礙」：那就是假訊息與科技可偽造假證據。在二十一世紀，類似案例開始層出不窮。有些偽造的新聞，是如此的逼真，令人無法辨別真假。而且這種假新聞會經由網路傳遞，影響極大極遠。因此看網路資訊時，必須要先培養獨立思考的能力，能判斷真相，才不會受騙，這也是筆者寫作本書的最終目的。

註釋

❶ Weiner Karl Heisenberg, "Not only is the Universe stranger than we think, it is stranger than we can think.", in "*Across the Frontiers*", New York: Harper & Row Publishers, 1972.

❷ Weiner Karl Heisenberg. *Physics and Philosophy: The Revolution in Modern Science*, New York: Harper Torchbooks Publishers, 1958.

"What we observe is not nature itself, but nature exposed to our method of questioning." "Whenever we proceed from the known into the unknown we may hope to understand, but we may have to learn at the same time a new meaning of the word 'understand'. "

"Natural science, does not simply describe and explain nature; it is part of the interplay between nature and ourselves."

❸ 詹森–奈基斯特雜訊（Johnson–Nyquist noise），也稱熱雜訊，意指熱攪動導致導體內部的電荷載體（通常是電子）達到平衡狀態時的電子雜訊，與所施加電壓無關。

❹ 齊格蒙‧鮑曼著，朱道凱譯，《社會學動動腦》（*Thinking sociologically*），台北市：群學，二〇〇二年八月初版。

❺ *Scientific American*, March 2021: p69: When Experts Get It Wrong. By Naomi Oreskes.

· 3

我們的大腦

　　人類為什麼常常會判斷錯誤？隨著二十一世紀「認知」研究的科學活動逐漸興盛，讓人類了解到大腦會犯錯的天生機制。如果了解物理、化學，與身處世界的複雜性，以及演化理論，就會了解功能強大、消耗大量能源的人腦，為了節省能源，為何會無法避免的同時存在一些「認知」陷阱。此時回頭來看早期物理學發展所得到的歷史教訓，更能了解人類在認知上常犯的錯誤，其背後所隱藏「認知陷阱」的因果定律。以下是社會心理學家，所看到的人類共同現象：

天真實在論❶

我們都自認很客觀，但其實不然；「客觀」是一種幻覺，社會心理學家稱之為「天真實在論」（naive realism）。大腦所接收到的訊號，無論是耳朵聽到、眼睛看到或是身體皮膚觸覺到，都是一種感應訊號而已；經由感應器官所接收到的訊號，必須經過層層轉換，最後形成大腦的解釋，這時才變成一個感覺、知覺。此內部轉換的過程，我們無法意識到，只有最後的綜合解釋，才會浮現出來，呈現在意識裡。這種意識，其實是非常主觀的，而不是我們一般認定的客觀。

當看到外面的世界，跟別人所說的不一樣時，我們都會認為自己是對的，因為我們會認為自己是客觀的。而別人反而是不客觀的，這就是天真實在論。

我們所看到或聽到的外在世界，其實是我們大腦對外面世界的一種預測。當我們看到外面的世界時，大腦會自動解釋，由於幾百萬年的演化與淘汰，解釋的功能非常迅速而且不會出錯。因此我們會直接把預測當作是我們所看到之真實世界的真相。例如，當你看到一隻黑色的馬站在面前，你立刻看到且相信面前的是隻黑馬，你並不會看到顏色光譜的訊號或中間轉換過程。此黑馬是大腦的解釋及斷

論，大腦會自動利用記憶庫多年貯存的影像資料，判讀為馬而非判讀成狗，而且判斷馬是黑色的。

而實際判斷過程的物理現象，是光子打在視網膜上，由視網膜細胞經由神經傳導到神經節細胞、外側膝狀體的神經細胞到大腦皮質神經、一層一層的神經細胞傳遞與整合成不同的輸出訊號，最終解讀成那是一隻黑色的馬。但是在光線良好環境下，也許會將這隻馬看成咖啡色；反之在燈光昏暗下，我們會將咖啡色的馬誤認為是黑色，且堅信自己是對的，別人是錯的。

在高速公路上，每個人都自認為自己的開車速度是最正確的，所以當別人開的比我們快就是瘋子，比我們慢的就是笨蛋；不論車速快慢，別人只要車速和我們不一樣，都是不對的，我們就會認定他是開得「快」或「慢」；這種對外在世界的解釋所造成的認知是如此自動，加上資訊不足時，我們大腦就會無意識的自動虛構資訊，以補充解釋的證據，以至於讓我們看不到真實世界。

麻煩的是，真實世界裡即使資訊不足，大腦仍然會自動虛構與猜測，給我們一個明確的答案。例如看到平面圖會自認為知道其立體形狀；看到露出的半面虎頭，會判定那

是一隻老虎。這是經過演化的淘汰，大腦才會有此驚人的運作效果。而且此猜測結果，明確到讓我們變得非常自信，自以為每次都是對的；我們即使判斷錯誤時，仍會自認為是對的，而無法注意到自已錯了。就像在天色昏暗時，把咖啡色的馬看作是黑色的馬，而且認為自己是對的，會反駁別人馬是咖啡色的說法；有趣的是，我們很容易發現別人的錯誤，但若要明白自己其實也是半斤八兩，就那不太容易了。大腦自動虛構、自動解釋的功能，而產生自信的判斷，此現象社會心理學家稱之為「天真實在論」，常常是阻礙我們發現真相的一個很重要的原因。

自己的看法都是對的，以自己的觀點去解釋社會事件，這種現象在媒體記者是常見的事。若無自我提醒與注意，會變成十分嚴重且須正視的問題。記者在報導事件時，如果摻加自己的解釋，將事實描述與自己解釋混雜在一起，那不僅是不良職業習慣，更會讓閱聽大眾誤解真相。大眾傳播學系如果注意到此嚴重問題，就應該在訓練養成中，將報導者培養成有自我檢視能力的人，同時也要具備尋找真相的能力。

有些記者看到每一件事，便會自動判定真相為何，但是，

他們的判定往往是如此的天真而自認正確，因此會有很自信的報導，甚至會強化說明，找一些可用的解釋，去支持自己的說法，往往出現錯誤說明而不自知，此現象在認知心理學裡，稱作「確認偏見」（confirmation bias）❷；此種帶說明性質的報導模式，經由媒體傳播的放大效應，將讓社會大眾接受到錯誤訊息而產生誤解。

「天真實在論」這問題，在今天會經由網路放大個人的主觀意識後，變成社會的隱憂，造成眾人無法重視真相。大家在對某事件宣揚自己的看法時，如何同時了解「天真實在論」而懂得自我檢視，會是社會進步的一個指標。民眾如果經過科學的素養，有能力辨識真相，會警覺媒體所報導的是否一開始就偏向先入為主的主觀？會注意記者是否缺乏完整蒐集報導資訊的做法？是否是未經資料分析就產生的意見？政府首長是否從頭錯到尾？民眾如果有科學素養，才不會因記者的錯誤而被誤導。而握有向公眾發聲的權力者，也理應受到完整、嚴謹的科學訓練，要注意自己的看法會否主觀，避免出現「天真實在論」的情形，然後才可經由媒體傳播出去；這樣的報導，才能讓大家不需憂心媒體的放大效應。

選擇後的盲點

　　我們都認為眼見為真，此堅強信念卻被相關研究所推翻。瑞典隆德大學（Lunds universitet）心理學系的彼得·喬納森（Petter Johansson）和拉爾斯·霍爾（Lars Hall）等人，在美國學術期刊《科學》（*Science*）發表文章說明他們所做的科學實驗❸：他們選了一群大學生以及非大學生來參與實驗。實驗情形有如面試現場，桌子兩端分別是測試者（研究人員）和受試者（年輕人），測試者兩手各執一張年輕女性照片（二張為一組），請受試者指出該組相片中女性，哪一位比較漂亮（左手或右手）？第一組照片比完後，接著比較第二組、第三組……，每一組照片選完後，測試者會將該相片交給受試者。

　　全數多組照片看完後，測試者會請受試者說明，為什麼第一組會選右手照片女性（A）而非左手照片女性（B），為何他認為 A 女性比較漂亮？而第二組照片他選 B 女性？為何他認為 B 女性比較漂亮，而不是另一位？如此一組一組的問下來，直到受試者對所有組別的比較照片都回答完畢。此實驗同時請受試者，說明他所選擇的標準何在。

實際上，實驗受試者並不知道測試者運用魔術師手法，按照計畫掉包手中相片，在給受測者挑中的相片時，已經暗中掉包，換成另一位女性的相片。例如在第一組相片的說明，當測試者拿給受試者所選 A 女性相片時，事實上對方拿到的是 B 女性的相片。所以當受試者指著相片中的女性，說明為什麼自己覺得這位女性較漂亮的時候，事實上是指著 B 女性（當初他說比較不漂亮的那位）相片在說明。以下各組都是如此地依照計畫，讓受試者說明選擇理由。令人驚訝的是，居然有 83％的受試者會振振有詞地說出許多理由，為什麼會認為眼前所選這位女性比較漂亮，但其實他指的是當初他認為比較不漂亮的女性在說明。因此，彼得‧喬納森等人發表文章說明實驗過程及結果，並名之為「選擇後的盲目」。

做了選擇後，我們就會變得盲目，看不見發生在眼前的事情。所以在選舉時，敵對兩黨皆無法看見真相，永遠說敵對黨是錯的，而無法看到社會的真相。越看不見真相的政黨，偏離民眾越遠，若仍然漠視真相而不自知，將因而喪失民心。例如某市長候選人據傳學位論文造假，當證據陸續出現後，已暴露此候選人誠信不足以信的問題，但其

所屬政黨仍繼續替該候選人辯護與助選，其助選員也未放棄助選工作，大家都出現「選擇後的盲目」行為。

二○二一年五月，新冠病毒終於入侵台灣社區，先出現於桃園諾富特飯店、宜蘭羅東，後來在北台灣的幾個大城市，逐漸形成大量社區群聚感染案例，此時北台灣某市成了防疫最差的地方縣市。在台灣爆發群聚感染的前一年，雖然在衛生福利部疾病管制署（Taiwan Centers for Disease Control, CDC）管控下，台灣都沒有發生新冠病毒的社區群聚感染，但是此市長卻不停在媒體攻擊 CDC 轄下專責防疫的中央流行疫情指揮中心（Central Epidemic Command Center, CECC）。等到新冠病毒群聚感染出現在該市長轄下社區時，該市長仍未下令去清查、隔離。當疫情蔓延到其他縣市，該市長遭受全台公眾抨擊批判時，他猶然漠視各種調查數據，而且每天開記者會，發明新名詞以轉移目標，或者將砲火瞄準他人，他完全看不到自己所犯的錯誤。

人腦不停地接收外界那麼多的資訊，如果各種資訊互相衝突時，如何協調成一致性的觀念，不會彼此衝突？加上資訊傳輸中會產生雜訊，如何消除雜訊，更是牽涉到複雜的機制。如果未將衝突資訊協調成功，消除掉不必要的雜

訊，就會產生精神錯亂。醫學上，有所謂的精神分裂症，不外乎是對資訊的處理出錯了。「選擇後的盲點」，就是大腦處理資訊衝突時的一種解決方法；但是它會成為天然陷阱，會漠視眼前存在的證據與事實。

希臘學者克勞狄烏斯・托勒密（Claudius Ptolemy，約90 - 168）寫了一本很有名的書，叫做《天文學大成》（*Almagest*），他在書中針對整個天體運作創出一個自己的理論——儘管這個理論後來證明是錯誤的！他透過理論解釋，太陽是繞著地球運轉的。而他的太陽繞日學說，在往後的千年一直被西方所有人奉為圭臬，深信不疑。後來，尼古拉・哥白尼（Nicolaus Copernicus，1473 - 1543）研究星球軌跡，認為應是地球繞著太陽轉，但是他害怕太陽為宇宙中心學說和歐洲長期以地球為宇宙中心的學說傳統相違背，因此一直不敢發表他的論文。直到他死後，他的弟子於一五四三年才將其學說出版，書名《天體運行論》（*De revolutionibus orbium coelestium*），他的弟子因此受教會處罰，被認為在宣揚異端學說。後來，伽利略（Galileo Galilei，1564 - 1642）利用自己發明的望遠鏡觀察星球運動，得出地球繞著太陽轉的結論，因此也宣揚哥白尼的學

說；致使他在一六三三年被教會判死刑，後來經過主教們求情，才改判為終生在家軟禁。由上可知，當我們已經做了選擇時，就會因為相信而拒絕接受新證據，而漠視眼前所有發生的現象。

解讀真相所面臨的陷阱──認知偏見

人類大腦在解讀證據企圖發現真相時，會因為各種認知上的天然陷阱（學者稱之為認知偏見）造成判斷錯誤。第一個常見的陷阱是採用捷徑去尋求真相，例如詢問「有專家頭銜者」的意見，即使此專家並無能力發現真相，或者只是騙子偽裝成專家，也是仍然相信其解釋；第二個天然陷阱是遇到證據時，人類反而會強化固有的信念，而不是依證據改變舊有信念，學者稱之為「確認偏見」；第三個陷阱則是屈服於所屬團體的壓力，而改變自己的想法。

我們碰到疑難時，會面臨太多資訊、太多可能性的負荷，因大腦無法一一面對，因此演化出各種技巧，以走捷徑方式去突破重重困境，但仍然能處理環境變化的需求：常見的如專注方式、啟示性線索的反應、光環效應的快速思考。

因專注於問題或需求，忽略周邊線索或不相干需求，大腦工作可省掉許多能量耗費；採用啟示性線索的反應，而放棄蒐集大量證據與費時分析，也可省掉許多能量耗費；在團體中採用專家意見、團隊意見或領袖意見（此即光環效應），而忽略證據；這些都會讓人錯失對真相的發現而不自覺。

當我們習慣用走捷徑的思考模式去判斷真相時，往往會判斷錯誤，例如海豚，在還沒研究其骨骼結構、未了解其呼吸系統之前，如果看見海豚在水中生活、游泳像魚一般迅速，我們會利用有啟示性的少數線索下結論：「這是一條魚」，但這卻是錯誤的結論。如果檢查海豚的骨骼，就會發現是跟哺乳動物一樣，上臂有一支肱骨，下臂有尺骨與橈骨，下肢則有股骨、脛骨與腓骨。如果檢查海豚的呼吸器官，就會發現有氣管跟肺，牠的呼吸方式就如同哺乳動物而非水底的魚。另一個例子是聽專家闡述其意見時，如果此講者西裝筆挺或者頭銜是教授、院長，大家就會願意聽完其演講內容。但若此講者是戴斗笠、衣著沾著泥土如農夫，或只是一名大學生，或許就沒人想聽其演講；這都是光環效應的思考與判斷模式。

尋找真相的正確的模式，皆需要檢視許多證據，並逐一加以分析。冗長的檢視證據過程，要消耗許多腦部能量，而且運用邏輯分析時，需運用到各種推理邏輯、搜尋記憶裡的資料庫、還需經過繁瑣驗證程序等，皆是不輕鬆的工作，會消耗大腦許多能量。大腦走捷徑的思考模式，會節省能量與時間，但是唯有小心避免快速思考模式，才有辦法發現真相。

慢速思考與分析大量證據的模式，會讓大腦工作的負荷變很大，無法長久運作，故並非慣性思考模式。因此即使人類演化出具思考分析功能的大腦，但仍保留快速思考的功能，只利用少數線索就驟下結論。人們慣於走捷徑的思考模式去探索真相，因為這是輕鬆的方法。例如，依賴有頭銜者的意見、權威者意見、或先驅者意見，但這常常是尋找真相的絆腳石。

專家意見未必代表真相，專家意見若未經痛苦、慢速且複雜的思考模式，同時還要注意各種天然陷阱，那就一樣會常常出錯。同樣，團體決議或權威意見，也不一定代表真相，因為會受更多因素影響，尤其是對於政治與宗教議題，常會陷入認知偏見，看不見真相。

快速思考與慢速思考系統

　　以下是丹尼爾・康納曼（Daniel Kahneman）在他的研究裡面，對調查者所出的一個考題問卷❹。問卷對象是一位史蒂芬先生，他是從美國公民中隨意選出的，根據鄰居的描述，史蒂芬是一位非常害羞、內向的人，願意幫助人卻沒有興趣跟人交往。他非常的整齊，而且愛乾淨，對任何事情都要求井然有序，非常注意細節。請問，史蒂芬可能是位圖書館管理員？還是農夫？請在二者中選一個。

　　康納曼的研究發現：人類有兩種思考系統，一個是「快速思考系統」，另一個是「慢速思考系統」。前者一般人會稱為「直覺」或不經意識的反應；後者一般人常用「深思熟慮」之類說法稱之。在上述提問裡，大腦這兩個不同思考系統，會選擇不一樣的答覆。如果採用快速思考系統，我們會選擇答案一，認為史蒂芬是位圖書館管理員；如果採用慢速思考系統，我們反而會認為史蒂芬是位農夫。

　　這兩個系統說明如下：第一個系統「快速思考系統」，是快速、自動、而且在潛意識下進行的。我們只要看到少數線索，即可直接快速反應出一個結論，而且自己無法了

解是如何得出此結論，這是康納曼所稱的快速思考系統。例如，當我們看到一輛車子正快速迎面而來，在還未思考前，身體就會迅速跳開，不用詳細思考它有多危險，也不用思考司機是否有注意到我們，直覺認為這就是危險，同時有躲避的反射行為。這種快速思考系統依賴的是大腦已經建立好的自動迴路系統。

同理，對於每一種職業，我們都有既定形象。我們對於圖書館管理員的固有印象，皆認為是內向的、安靜的、整齊的、願意幫助人、做事井然有序、非常注意細節等，因此直覺會得出史蒂芬是圖書館管理員的結論。因此史蒂芬的職業這個問題，在快速思考系統下，我們會因既定形象的少量線索提示，認為史蒂芬是位圖書館管理員。

相反的，「慢速思考系統」則是需要花時間、腦力、專注力與邏輯運算，且經常動用到儲存知識才能夠運作，而且必須在有自我意識下進行的思考。由於它需要浪費腦力（能量消耗），因此是一般人都不喜歡做的事。例如，當你在走路時，如果有人突然問你一個數學問題，要你回答 32 乘以 56 等於多少？你自然會停下腳步，甚至可能會坐下思考，而不會在走得很快時去思考這則數學題，也無法

在思考同時做其他事。

　　史蒂芬是不是一位圖書館管理員？在慢速思考模式，我們會利用邏輯以及統計數據推測。根據統計，美國男性農夫的人數遠超過圖書館管理員二百倍以上，因此，今天假設你是在賭桌上押注，邏輯上有超過 200：1 的勝算機率，你一定會選擇勝算較高的押注。所以從統計學角度，應該是選擇史蒂芬是農夫，而不管任何外觀或個性的描述。

　　快速思考與慢速思考這兩個系統，常常是不相容且會互相干擾的；而且通常以快速思考系統為優先，會自然地抑制慢速思考系統的啟動。快速思考模式在演化上，是先出現的模式，且已經演化成穩定模式；再加上人類都不喜歡花費更多腦力，因此大多數人都會採用快速思考模式。慢速思考系統則是人類在演化上的突破，是利用記憶、複雜的邏輯計算與比對，去應付複雜的環境變動；但必須刻意去啟動此系統，要刻意抑制快速思考模式的干擾。

　　青蛙有非常原始的大腦，其大腦尚未演化出慢速思考系統，對飛翔的蚊子以及會跳躍的昆蟲，只會直覺地捕捉來進食；因此青蛙是只具有快速思考系統，而無慢速思考系統以解決食物問題的生物。有人設計實驗，將青蛙關在一

個房間裡，裡面掛滿了死亡的蚊子與各種昆蟲，但青蛙居然活活餓死。因為青蛙只會對飛動的蚊子及跳躍的昆蟲，直覺地捕捉來進食；而當蚊子及昆蟲不動（死亡）時，青蛙就辨識不出眼前的食物，因此活活餓死。如果有複雜的思考系統——例如人類的大腦有資料庫儲存各種動物的形象，同時利用邏輯思考與辨識，就可知道吊掛不動的是可進食的食物，就能在直覺看不出食物處，找出食物而避免餓死。

要發覺真相，常常需要經過一連串辨識與嚴謹的邏輯步驟，才能逐步思考；但是每一步驟，大腦都要消耗很大的能量。這種慢速思考系統，既浪費時間又大量消耗腦部能量，在演化上又是出現於較晚期的能力，因此不會輕易啟動；所以大多數人都是直接看到一個現象，就不經思考地自然跳出一個結論。此採用快速思考模式去處理複雜或難解問題的自然現象，將導致無法找到真相的困境，就像青蛙會在充滿食物的房間裡餓死一般。康納曼的實驗，已發現採用快速思考模式而未注意此陷阱，是人類天生的現象。即使是學有專精的學者專家，也都常常會犯此錯誤，因此而無法得知真相。

能量與大腦演化

地球會發生各種物理現象，都是因為能量；沒有能量時，靜者恆靜，動者也不會改變方向與速度。能量會造成事件的發生，包括生命的現象；生命來自於各種化學反應，而能量才能讓各種分子碰撞，產生化學反應，造成不一樣結構的化學物。所有的生物都在不停的攝取能量，讓生命得以延續下去。

細菌如果放在食物來源豐富的環境裡，例如大腸桿菌（E. coli），在人類大腸內有豐富的食物來源，所以會變得較「笨」──細菌視環境調節、反應所需的蛋白質，即代表適應環境的能力；如果用環境調節、反應所需的蛋白質種類，除以可製造蛋白質的染色體數量，此比值來代表「細菌的智商」的話，大腸桿菌的智商相對會比其他細菌低。哺乳類動物大腦的複雜度，代表其適應艱困環境的反應能力；如果用大腦重量除以全身重量，此比值來代表智商的話，人類會居於冠軍。而從猿類到人類這千百萬年的演化過程，所面對的地球是從乾旱時期逐漸進入長期冰河期，皆是生長不出食物的環境。所有能存活到現在的哺乳類動

物，包括人類，都已經演化到能夠非常節省的使用能量，能夠長期挨餓也不至於死亡。在同一個個體內，也演化出各種策略，協調各個器官，精簡的分配與運用僅存體內的能量。在我們的體內，包括我們的大腦，對於能量如何分配，也必須精打細算。

人類的腦占身體重量的2%，男性約1.4公斤，女性約1.3公斤。雖然腦的重量只占人體2%，但其所消耗的能量卻占全身的20%到50%❺。氧氣和葡萄糖是能量來源，提供氧氣和葡萄糖給大腦則靠血流量。大腦並不貪心，雖然消耗能量占全身消耗能量的20%到50%，但是全身的血流量只有15%是流向大腦，也就是說，大腦只能分配到全身15%的能量。

人腦的神經元數目有860億，是地球上所有生物裡神經元數目最多的。其中，在大腦皮質層有160億個神經元，每個神經元就像電腦的中央處理器（CPU），皆能獨立判斷邏輯流向，但是每個神經元都需要消耗能量，因此總能量消耗是非常巨觀的。這些大腦神經元，除了少數神經元聚集在深部核區，絕大多數是排列在大腦表層稱作皮質的部位。測量大腦的皮質面積，從老鼠、猴子到人類，假設

老鼠大腦面積是單位 1 的話，猴子的大腦面積是 100，人類則是 1000 ❻；這些數字也可反映出人類大腦為何會消耗如此巨大能量。

　　演化上從猿類脫穎而出的類人猿（great apes），其腦只占身體重量的 0.5%，大猩猩（gorilla）體重可高達人類三倍，但是大猩猩或紅毛猩猩的腦重量，反而是人腦重量的 1/3 而已。即使是體型巨大的大象，大腦體積是人類的兩倍，其皮質層神經元的數目也只有 56 億，是人類的 1/3；哺乳類體型最大的鯨，其大腦皮質層也只有 30 至 50 億個神經元；絕大多數的哺乳動物，其皮質層的神經元，數目皆少於 10 億。人類大腦的額葉皮質區，專司邏輯、抽象思考、解決問題、擬定複雜計畫，即使其神經元數目只占全大腦皮質層神經元數目的 8%，但是因為人類有如此多的神經元總量，即使 8% 也遠超過所有哺乳動物的皮質層神經元的總數量 ❼，其能量需求之大，可見一斑。

　　每個神經元都需要消耗能量，隨著腦神經元數目增加，其所增加的能量消耗，會大到讓動物無法存活，因此演化上限制了大腦神經元數目的增加；哺乳動物有這麼多的神經元，因此讓腦的總消耗能量，變得非常巨大可觀。從老

鼠至猿類的腦，每個神經元消耗的能量皆相同，估計每 10 億神經元，要消耗 6 千卡的能量。人類有 860 億神經元，因此大腦每天要消耗掉 516 千卡的熱量能源。大猩猩因為身體巨大，身體所消耗的能量已經到達攝取量的極限，因此無法供應大腦更多能量以演化出更多的神經元。根據計算，大猩猩與紅毛猩猩一天要花八小時覓食與進食，加上保護領域與社交、睡眠所花的時間，其覓食所攝取的能量已到達供應大腦消耗能量的極限❽，每天為了求生存已用盡所有時間，根本沒有辦法像人類有多餘時間從事上學、受教育等活動。

人類的遠祖在三百萬年前演化出雙足走路的能力後，除了可以走更遠的路去尋找更多量的食物，還可以空出雙手去製作工具來覓食，以較短的時間獲得食物；人類的祖先從完全素食的猿類，演化出體內可攜帶膽固醇的酵素——脂蛋白 E（lipoprotein E），因此可攝取高能量的肉類食物。脂蛋白 E 可避免因肉食導致血液中膽固醇增高而引起血管堵塞，避免年紀輕輕就發生中風、心肌梗塞、四肢壞死的問題；人類祖先從素食動物演化成能利用高熱量肉食也不易造成血管堵塞的動物，就可花較少的時間去覓食。

大約在一百萬年前，人類祖先發現生火技巧以烹飪食物，讓食物的能量更能完整地釋放而不會被浪費。人類祖先在演化出各種攝取更多能量的能力後，這時才能提供更多能量，讓大腦演化出更多的神經元，而不會被大腦高能量消耗所拖垮，這時候的人類大腦，在演化上才突然躍進成有複雜思考能力的大腦。覓食求存的時間減少，人類才有餘裕從事下一代的教育，讓知識可傳遞下去。

能存活至今的所有哺乳類動物，面對地球近百萬年的冰河期，皆是長期食物短缺的環境，必須演化出節約能量消耗的大腦。在能源供應貧瘠的冰河期環境下，人類要如何度過而不被淘汰？大腦該如何有效運作以避免危害其他器官的運作？人類在演化上能夠存活下來，靠的就是大腦演化出各種策略，以便能夠節約能量消耗。

即使人類祖先已經演化出能力去更有效率的覓食，可獲取更多的食物與能源，但是大腦仍然無法搶奪身體其他器官所需的血流量，只能節省的使用全身 15% 的血流量所提供的能量。人類有 860 億的腦神經元，再加上更多的星形膠質細胞（astrocyte）❾輔助之下，要如何有效率的、而且非常節儉的使用這麼少的能量，必須發展出許多既省能量

又有效率的運作法，但是這些聰明的存活策略，在我們追求真相時，卻會形成一個天然的陷阱，出現認知偏差的情形。這先天陷阱包括採用捷徑的快速思考，專注力所引起的「非注意視盲」，和大腦協調繁雜資訊下的「選擇後的盲點」。

我們的快速思考，只需採用少量線索，就能立刻做出判斷，直接反應閃避；或產生恐懼感，強迫自己離開此環境。這種能力已經足以應付以前在大自然裡危險的環境，包括避開野獸、避開環境的陷阱、躲避暴風雨的侵襲，此快速思考系統是非常節省能源消耗，又是非常有效率的一種運作方式。但是在後來的演化中，為了應付複雜環境以求更好的生存能力，人類才開始出現第二類會消耗大量能量的思考模式。

在演化上為了能夠協助存活，大腦會不斷進化，這是演化壓力對大腦的影響。大腦神經元數目越多，越能夠將資訊做各種整合，產生複雜的思考能力、邏輯計算、解決問題，也能夠產生各種複雜行為。人類新生兒的腦，要在日後塑造成有能力主動思考的成人大腦，還必須經過多年的逐漸塑造，經過教育變成今日有如此巨大影響力的動物。

感覺與知覺[10]

人類的眼睛是影像感受器官、耳朵是聲波感受器官、皮膚是輕觸、震動、溫度感受器官，人體的關節與肌肉有本體感覺（proprioceptive sensation）、內臟與皮膚有傷害感受器（nociceptors）、內耳能感應加速度與地心引力，這些感受器官偵測到的是物理界的光波、聲波、震動、位移、重力、動力、溫度、以及傷害所釋放出的化學物質；這些訊號要經過神經傳達到大腦，經由大腦解讀。這些資訊在傳輸過程中，透過不同的神經元傳遞，在大腦逐層重組和過濾信息，逐漸形成有意義的物體印象。例如，眼睛對外在的世界，感受到光的訊息，在後續的大腦各種神經元傳輸裡，有的神經元負責整合前進方向的感應，有的神經元負責特定形狀的感應，彼此皆稱單模式皮質（uni-modal cortex）。在大腦裡，利用許多神經元，再分別將單模式感覺訊號組裝，變成多模式的感覺訊號，此區大腦皮質稱多模式皮質（polymodal cortex）。多模式組合，會和不同來源的多模式皮質再結合，稱為異模式皮質層（hetero-modal cortex）。例如我們看一段文章，視覺來源的訊號，可結合

地圖式整合功能的皮質，讓我們知道此文章在書中的哪一段，每個字的前後位置關係。再加上整合記憶、邏輯區的異模式皮質，讓我們看得懂文章的每一個字與排列起來的意義。配合聽覺異模式皮質，可讓我們知道自己念出的文字是否正確。

總而言之，經過層層轉換與輸出，各種模式的感覺神經，在各區皮質層裡做最後整合（多模式皮質），這樣我們才知道，看到的是一隻在叫的狗，或是風吹動樹梢的現象。這些對外界的感應，也會經由整合感應的大腦多模式皮質層，連結到負責記憶的大腦「海馬迴」（hippocampus）儲存成印象。大腦海馬迴會連上情感整合中樞「杏仁核」（amygdala）將每一個記憶貼上情感的標籤符號，讓我們知道此物件是需要產生恐懼的感覺、或者是憤怒、喜悅、哀傷、快樂……的感覺，形成學習能力。

在身體內部的感應，也是類似的層層訊號整合。各個內臟器官，會經由神經，將各種受傷害的訊號，傳到腦部負責內臟整合的最終站「下視丘」。下視丘會連結負責內臟反應的「自主神經系統」（autonomic nervous sysem），與負責情感與行為反應的「杏仁核」，還有調控內臟反應的「內

分泌系統」(endocrine system)，以協調內臟器官，減少傷害。腦部的下視丘同時會連結大腦海馬迴及其附近的「邊緣構造」（paralimbic system），而連結上負責外部的各種感應系統。

在大腦，從第一層的分析組合，到後續配合不同感受器官的分析組合，最後才連結到有意識的感覺。此種有意識的感覺還必須經過儲存大腦的記憶資料做比對，才能辨別這是什麼物件、在何處、發生了什麼事。人類對外在世界的感應，有些資訊並不會浮現在意識上，而是在潛意識中進行，以節省能量消耗；只有少數會浮現潛意識之上，讓我們去注意到，而藉此改變行為。在地球上，人類是少數能夠產生自我意識的動物。當狗看到鏡子裡反映的狗，會為了保護領域而對之狂吠，卻不能了解鏡中的狗就是自己。而人類以及少數幾種動物，能清楚意識到鏡中的就是自己。烏鴉是其中有自我意識的動物之一，科學家在烏鴉脖子綁上紅色緞帶，再將烏鴉置於鏡子前，發現烏鴉會對著鏡中影像端詳半天，並低頭尋找自身脖子上的紅色緞帶。從偵測、有意識的知覺到有意識的辨識，是連串迅速的動作，以至於我們會覺得是同樣的一件事，而非複雜需

消耗大量能量的工作。

外在世界一直不停變換,所需接受的訊號又是如此繁雜,因此,大腦如果要處理每個接收到的訊號,而且呈現在意識上,能被注意到再決定要如何反應的話,那會消耗掉人體無法承受的巨大能量。因此,大腦演化出一些機制,例如自動化執行的機制,以及消除不必要資訊的機制,去因應資訊的過度負擔;此種取巧的機制,無法避免的就造成認知偏差。

有意識的大腦與潛意識的大腦運作

主動思考是必須在有意識下進行,我們人類的許多大腦訊號都是在潛意識裡進行,只有極少部分會浮現在意識裡而受到注意,科學家仍然在研究「自我意識」在大腦裡是如何運作才出現的現象。大腦的潛意識運作,其中一個常見情境就是「雞尾酒效應」❶。在雞尾酒派對或是人多的宴會場合裡,大家互相大聲交談,聲音吵雜,在此眾多且對你無意義的聲音中,你不會注意別人談話內容;此時若有人提到你的名字,你就會突然且自動的注意到,並轉頭去

看那個人，這就是一種在潛意識的聽覺運作。我們大腦將許多接收的訊息不停加以分類，對於不需要的訊號，進行篩除動作、阻擋傳遞，直到一個很重要或是獨特的訊號來臨時，才會把它呈現在意識裡，好讓我們去注意到。因此，當我們在尋找真相時，會出現許多的念頭，這些念頭的來源是什麼？這是一個必須注意的問題。

非注意視盲與改變的視盲

社會研究新學院（The New School for Social Research）的心理學家梅克（Arien Mack），和柏克萊加州大學（University of California at Berkeley）的心理學家洛可（Irvin Rock）；兩人於一九八八年共同出書，書名叫《非注意視盲》（*Inattentional Blindness*）。他們的研究顯示，如果未集中注意力，我們會無法偵測到非預料的事物，此現象叫「非注意視盲」。

人類的眼睛、耳朵、皮膚、肌肉與關節、腦前庭的平衡感應、鼻嗅覺、內臟自主神經、各種傷害感應系統，各自接收其訊號，有如此多的訊號要接收，而且隨時間流逝，

要不停地接收外界與身體內部訊號。如果外界所有現象皆要接收，同時還要分析所有訊號，這是不可能的任務。因此大腦每次只針對一特定事物接收訊號，將所有感應器官轉向此特定事務，接收訊息的同時，自動分析此事物的所有訊息以求了解而放棄其他，此種現象叫「注意」。

如果未集中注意力，即使眼睛偵測的訊號也無法產生有意識的感覺。例如我們在開車時，即使天氣良好與視野清晰，但如果未集中注意力看兩旁，同時提醒自己預防行人突然衝出的可能性。這樣就算開車時眼睛專注看著前方，我們卻常常在撞到行人後，才驚訝為何未看到行人出現。

梅克和洛可的研究發現，人類比較傾向於會注意到自己的姓名，或者對著他微笑的臉孔；但是如果對他是沒有意義的訊號——例如別人的姓名或者倒置的臉孔，人們常常會沒辦法注意到。對於刺激訊號，從無意識的感覺到有意識的感覺，大腦需經過一連串的訊號處理，且只對有意義的訊號會去產生注意。

劍橋大學理論神經科學家賽門·勞夫林（Simon Laughlin）的研究顯示，產生資訊時，也同時會產生雜訊與消耗能量。要蒐集更多資訊，就會蒐集到更多雜訊，也

會消耗更多能量;「資訊、雜訊、能量」三者是緊密連在一起的。這三者的相連,是存在於熱力學的物理基礎之上,是無法分割的現象。人類大腦有這麼多的神經元要處理這麼多的訊號,該如何避開相隨的大量雜訊?又該如何減少能量消耗?其中演化出來的一個現象就是「專注」。

利用專注力,只蒐集須注意的訊息,而將所有的大腦能量,通通集中在需要思考的問題,因為只需處理與計算小量接收到的資訊,而不需要思考、計算所有外界訊號,就可避免大量雜訊與高能量消耗的困擾。大腦專注於小量資訊的處理,一方面能減少能量消耗,另一方面還能避免許多雜訊的干擾。在專注之下,大腦所獲得的有限能量,就可以好好地放在需要處理的事務。這樣既可避免雜訊產生又可省掉極多能量消耗,在處理困難問題時,是非常有效率的方式。所有的能量像作戰時火力完全支援前線的供應策略,發揮在所要思考的困難問題上。

外界要蒐集的資訊是無限的、變化也是無限的,但是大腦能夠處理的資訊卻是有限的,因此,在外界場景發生變化時,我們常常無法察覺出中間微小的變化,即為「改變產生之盲目」;若要能夠察覺變化,必須是專注力正好在

此變化上，但是其代價是「非注意視盲」。

工作記憶[12]

　　人類有意識的主動思考，第一個重要關鍵是「工作記憶」；我們的短期記憶，其中有一塊是負責工作記憶，在工作中，利用小量的運作能力，同時記住幾件主題，可協助工作的繼續進行。就像一個小型的商店，利用主題的專注處理，可陸續處理大量商品。譬如，在計算 1 + 2 + 4 + 7 時，必須先記住 1 與 2 才能進行加法運算；在運算出 1 + 2 = 3 的結果後，就可以忘掉 1 + 2；得到 3 的結果後，不但要記住 3 的結果，同時啟動重新掃描，就可發現還有 4 需要再加上去，如此依序重複進行，每次記得少量資訊，最後能夠得出 1 + 2 + 4 + 7 = 14 的結果。

　　同樣道理，讀者在閱讀本書時，必須先記住前一句的內容，才能往下看懂下一句的意義；在看下一句話時，必須也記住該句話的頭幾個字，才能在讀後續幾個字時，看懂整句話的意義。正如看電影時，必須先記住前一分鐘的內容，才能繼續看下一分鐘的劇情。此種短暫記憶，同時記

住的是小量單純的資訊，利用一個稱作「工作記憶」的功能，讓動態工作可一個接一個進行。目前神經科學家研究，已知此功能產生於大腦額葉的皮質層。失去此短暫「工作記憶」能力的人，例如失智症者，會看不懂電影劇情，也無法閱讀一篇文章。

人類無法同時思考許多複雜事情，如果有許多事情必須同時處理，思考上就必須跳來跳去。但面對跳躍性主題，也需要一個工作記憶區協助，去暫時記錄有哪幾件事需要同步進行。因為此時間分配是如此迅速，導致我們常誤以為可以同時做許多事情；而一旦專注於一件較困難的事情時，其他事情都會被迫停擺。「工作記憶」的能力，無法記住所有複雜內容，其所保留的記憶，時間上也極短，此能力只是暫時記住待會還有哪一件事要做。「工作記憶」的能力，是由外側前額葉皮質所負責的[13]。

我們的注意力

我們需主動思考，才能尋獲真相與解決問題，而主動思考的第一個關鍵能力是「注意力」。當我們集中注意力在

某特定事物上，就可以用比較少的能量去解決問題。當學習一個新的事物時，此種集中注意的機制，也可以讓我們得到比較好的學習效果，而不用花太多能量。但是，此種注意力的前提是我們會注意到某特定的外在現象，有時是因為其物理現象特別奇怪，與周遭環境不符；有時則是來自於內在的身體需求，而產生注意力；這是一種「由下而上」對神經傳導的控制❿。「由下而上」所決定的注意事項，通常是一種自動的現象，發生在以視覺去搜尋環境時。如果在搜尋時，該注意的目標越不明顯，就會花越多的時間，才會搜尋而注意到。

大腦除了「由下而上」透過物理刺激傳遞訊號給大腦，另外還有「由上而下」的訊號過濾模式。某件事物一旦引起大腦注意，大腦會有另一套控制系統，「由上而下」控制後續訊號的傳遞。在專注之下，我們同時關閉所有的感覺器官，只開放特定訊號所需的器官，所以這時眼睛會看不見眼前事物、耳朵也分辨不出聲音的意義，有如「充耳不聞」，而只專注在思考的問題上。

此種「由上而下」控制，也可來自內部的需求，例如尿急時，無法聽進別人說話的內容，心中只想著廁所在哪裡。

而啟動此「由上而下」的機制，會控制後續訊號的傳遞，而忽略其他訊號同時抑制其傳遞。我們的注意力，就是一種「由上而下」的訊號控制，不但會消除外來不需要的訊號進入大腦意識，而且會固定開放管道，只准特定訊號進入，不會轉移注意，因此不受雜訊干擾。

「由上而下」在自動選定該注意的對象後，會加強神經傳遞此物件的敏感度。此管制在外側膝狀體（lateral geniculate nucleus, LGN，位於視丘後方外側，是傳遞視覺信號的中繼）[15]，它將視網膜所傳遞來的訊號，有選擇性的傳遞至大腦，隨後進入大腦的皮質層裡；每個階段的傳遞，會因為選擇性的加強，而有更強化的效應[16]，這都會造成「注意力」的現象，當然也會造成對非注意事物的視若無睹，以及過度專注所造成的「選擇性專注下的盲點」。

意志力與注意力[17]

我們的任何一個念頭，都需要有啟動的機制，例如，飢餓的內在感覺，會啟動我們尋找食物的想法及行動，此種啟動，再經過腦部負責整體計畫的皮質層，將訊號再傳給

自動執行的各個皮質層，然後予以執行。

有意識的主動思考是人類智慧的來源，此主動思考的第二個關鍵能力是意志力。所謂的意志力，就是一種啟動機制，能將我們的思想固定在特定事件上，然後才能夠集中注意進行邏輯思考。在臨床上，負責啟動區塊的大腦受損時，會出現面無表情的現象，或者安靜不動像啞巴的現象，不會主動講話或者做動作。大腦負責此區塊的部分目前已知是內側的前額葉皮質（prefrontal cortex）[18]；如果透過遊戲進行測試人的反應速度，內側前額葉皮質受損者，反應會較遲鈍。

主動監測[19]

人類有意識的主動思考，第三個重要關鍵是「能偵測結果」，利用記憶區保存因果連結的關係。在學習一個新的技巧時，才有能力發現錯誤，而改進學習效果。人類在做任何一件事時，都會先產生一個期待結果，如果施做結果和期待結果不合時，就可當作錯誤的行為，這是主動監測背後的運作機制。在神經心理學裡，負責此監視與預測確

認的大腦區塊，是在背外側的前額葉皮質。

此種主動監測功能，在學習新技巧時非常重要，但是在判斷事物上，卻常因為事先已做了選擇，而受到抑制，以至於無法發現判斷錯誤，產生所謂的「選擇後的盲點」或各種認知偏差。

切換設定與抑制反應[20]

人類有意識的主動思考，第四個重要關鍵是「切換設定與抑制反應」，此功能是由左大腦較低位置的前額葉皮質所負責。當神經一旦注意某特定事物而進行主動思考時，如果沒有切換的功能，會變成執著於思考內容。因此需要此區塊去抑制它，以轉換另一思考方向。如果此區塊受損時，會造成執著而且不易發現新事件。

在測試念頭轉換的遊戲裡，認知科學家以隨機次序進行兩種不同的遊戲，但每種遊戲開始皆是用相同訊號來引起注意，以提示可能需要轉換。此訊號接續的新遊戲，為隨機設定，也可能是同樣遊戲，而不一定要換成另一種遊戲。如果左大腦低位前額葉皮質有受損，當要轉換成不同遊戲

時就會經常出錯，或者要花較長時間才能轉換成功。

人類在主動思考，尋找真相時，如果執著於一個念頭，無法轉換，常常會無法發現真相，也無法解決問題。任何一對夫妻皆會有爭執的時候，如果執著於一個念頭，常常會無法發現爭執問題的來源，也會因此越吵越形成對立，無法化解雙方誤會。

選擇性專注下的盲點

當我們啟動注意力，專注在某件事件上時，如果不知變換焦點，就會出現選擇性專注下的盲點。梅克和洛可的研究發現：選擇性專注下的盲點在初時並未被重視。到了一九九九年，丹尼爾・西蒙斯（Daniel Simons）以及克里斯・查布利斯（Christopher Chabris）採用有選擇性的專注實驗，清楚的證明此現象。他們將幾位實驗者分為二組，一組穿白色衣服，另一組穿黑色衣服，二組各拿一顆籃球互傳，請觀眾只要注意並計算穿白色衣服的小組，總共傳幾次球。在傳球過程中，有一名身著黑猩猩道具服的助手走至場中央，在觀眾面前搥胸拍背然後轉個身慢慢離場。

實驗結束後，觀眾都能正確回答共傳 15 次球，可是當他們被問到，有沒有看到不尋常的現象？卻沒人回應說有看到「黑猩猩」在場內走來走去。當設計實驗者告訴觀眾，過程中有黑猩猩走過傳球的隊員中間時，觀眾完全沒人相信。當播放錄影過程影片給大家看，證明確有此事時，觀眾們都驚呼當時為什麼沒看見！這就是「選擇性專注下的盲點」。因觀眾專注於球員的傳球，但對於眼前的黑猩猩卻未注意，因此就看不見黑猩猩。

　　我們要發覺真相，通常第一步在「蒐集資料」，可是在蒐集資料過程中，若只專注其中一項我們有興趣的，將會忽略掉呈現在眼前的許多重要證據；因此，當蒐集證據是如此偏頗、不夠完整時，通常得到的結論都會是錯誤的，就永遠無法發現真相。

　　魔術師非常懂得利用注意力轉移，讓觀眾忽視發生在眼前的現象，因此產生魔術效果；知名例子如魔術師表演當眾偷走觀眾身上物件即是：魔術師阿波羅・羅賓斯（Apollo Robbins）有辦法在充滿戒備心的來賓面前，明目張膽的把他身上的手錶、口袋裡的錢等物品偷個精光，但眼前這位來賓卻茫然不知，讓在場的所有觀眾嘆為觀止。魔術師利

用的就是「專注力」以及「轉移專注力」，當他利用言語與肢體暗示來賓，讓充滿戒心的來賓把專注力轉移到別處而非手腕時，他就有機會把來賓手腕上的手錶脫下拿走；利用暗示來引導被竊來賓的注意力至不同的身體部位，魔術師就有辦法在來賓面前偷走他身上所有東西。專注力會讓我們對發生在眼前的事件視而不見，這也印證阿波羅·羅賓斯在表演時說的名言：「談到誤導，發生在我們眼前的事，才是我們最容易被忽略的，我們每天對眼前的東西視而不見。如果我可以控制你的注意力，我就可以讓你分散和轉移注意力。利用誤導，可以讓你分心。注意力是非常有威力的事，他影響了你對真實世界的看法。」

注意力是件很重要的事，它影響了你對真實事件的看法。因此，在探索這個世界的真相時，我們有一個需要克服的天生機制陷阱：如何能不受注意力的盲點？如何能不忽視重要證據？

確認偏見（confirmation bias）

只要有先入為主的主觀意識，即使我們仔細檢查證據，

而非依靠簡單的啟示線索下結論，仍然會下錯誤的結論；即使有系統的邏輯分析，而不是依賴直覺下結論，我們仍然會產生偏見。我們皆會選擇有利於我們主觀意識的證據，而且放大此特定證據的解釋，來強化我們的看法；對於不利我們主觀的證據，則往往會不自覺的忽略此證據，或者扭曲解釋，這種行為與現象，稱為「確認偏見」。這種現象，常發生於宗教議題、易產生衝突的環境議題、有利益影響的槍枝管制問題、難以兩全的移民議題、同性戀婚姻、核能採用與否等議題。競爭的政黨之間，對同一議題，也會有此認知偏見。

在日常生活裡，即使是中性的議題，也可能會出現這種「確認偏見」。例如，我們在資訊不足時，若不注意而產生主觀判斷，而且處於必須當眾表明的局勢時；當下若正好有人要我們解釋，為何有此判斷時，我們皆會自動地嘗試解釋，會去找一個有利於我們判斷的證據，而不是回頭看我們當初所依據的證據是否完整。有些人習慣懶得蒐集完整資料，一旦被問及對某件事的看法時，往往會出現「確認偏見」的表現：先直覺說出意見而非先檢討自己的證據不足，接著會自動地說出許多理由，去強化自己的論點。

媒體記者在報導事件時，如果習慣性的摻雜自己的意見，就會自動的找理由解釋自己意見的合理性，也會自動提及有利自己解釋的現象，當作合理化的依據，而往往忽略其他相反的證據而不自知。

　　在專制的國家裡，獨裁者常常會利用宣傳，產生錯誤的訊息，讓民眾相信獨裁者的偉大與真誠。利用單方向的處罰，限制人民的自主性思考，逼迫民眾只能有利於獨裁者的想法。久而久之，此種運作，會讓獨裁國家裡的人民忽視許多不合理的規範，而相信獨裁者是最好的領導者。一旦接受獨裁者是最佳領導者之後，在面臨外國人批判時，皆會找有利於獨裁者的證據，辯解與說服自己。

　　一名想獨裁的民選總統，也可能為了終身連任的貪圖意念，而相信自己任內所發生的巨大財政赤字與政治不穩，皆是來自他國的陰謀；當他看待經濟數據時，皆會挑選有利於自己決策的證據。對於經濟危機，此總統皆是採用訴求民族情感的方式，將自己對本國通貨膨脹與信用破產該負的責任，轉成他國的陰謀與責任。一旦民族情感的訴求成功，民眾就能自己找出一項有利該總統的證據，而忽視其他不利證據，來強化該總統對外國的指控。

同樣，貪汙定罪被判入獄的地方首長，也會訴求當地民眾的情感，將其貪汙判刑解釋成中央首長的迫害。此情感訴求一旦成功，民眾就會找有利其訴求的證據，替地方首長辯護與抗議法庭判決，這些皆是「確認偏見」的表現。

社會目標與壓力，產生偏見

人類在演化上是靠群居互助而度過艱辛的冰河期，因此大腦演化成社會化的順應設計：「個體會順從社會文化」。當個人的判斷違背社會群體意見時，在多數成員所形成的壓力下，個人通常會放棄自己正確的判斷，這個社會因素，成為人類在尋找真相、判斷真相時，另一天然的陷阱。

人類會追求社會群體的認同，此種天生的機制，不只存在於思考判斷，也存在於情感表達或肢體動作。觀察人類在保齡球場拋球後的表情，如果只有自己一人在場，即使丟出全倒滿分，也不太容易露出微笑。但是當有觀眾時，如果丟出全倒滿分，在轉身面對觀眾時，常會不自主地露出微笑，這就是一種社會效應，會影響到情感的表達。

常見的另一種社會效應也包括肢體動作，例如，我們在

接觸一個陌生團體時，當跟團體中的成員聊天，會不自覺的模仿對方舉止而不自知，心理學家把此效應稱為「變色龍效應」，我們會將自己融入周遭的人群中，這也是一種社會效應，它會影響我們的肢體動作。而對於許多事的思考，也常會出現變色龍效應。

情感機制與偏見

我們的情感是屬於潛意識下的大腦運作機制，它會自動產生內分泌反應、自主神經反應、以及行為反應。這是天生的反應，而非來自學習，不管是怎麼樣的人，都會出現同樣的反應，只是會受有意識的大腦思考做修正。

在許多時候，我們的情感機制會讓我們輕易下判斷而產生偏見。譬如讀大學的女兒第一次帶男朋友給老爸認識，同時禮貌性地徵求老爸默許兩人繼續交往時，做老爸的往往在首次見面裡，就會對女兒的男朋友產生判斷。多數老爸會因為捨不得寶貝送給別人，因此會判定其男朋友缺點太多，配不上自己的女兒。尤其是當他的女兒從小在處事能力、學業成績都非常優秀時，這時老爸越看女兒的男朋

友，就越覺得他缺點一堆。

如果大家的母語不是英文，而老爸正好是大學的英國文學教授，就會故意用英文甚至艱深詞彙跟女兒的男朋友對談。女兒的可憐男友，只好結結巴巴的用不熟悉的英文應答，可能還答非所問、錯誤百出。老爸這時就做出結論：這小子配不上我的寶貝女兒。但是這位老爸卻沒有辦法注意到，他本人當年因為外貌不吸引人，追求他的太太時，十分辛苦，花了一年以上的功夫才讓他的太太願意接受；而老爸也未能注意到他們父女倆長得如此相似，有人願追求他的女兒那已經算萬幸了。

催產素影響人類的親密感與判斷

在二十世紀初，科學家發現「催產素」（Oxytocin）這個激素，催產素是大腦下視丘室旁核與視上核的神經元所分泌，它經由下視丘腦下垂體之神經纖維送到垂體後葉，再分泌排放到全身的血液裡面。催產素可以刺激子宮收縮，是懷孕婦女在分娩時期需要的激素，讓胎兒可以從母體生產出來。此「催產素」同時可以刺激乳房腺體四周肌

肉收縮，以排出母乳餵養嬰兒。

醫學界在一九五○年之後就開始使用催產素給臨盆的婦女，以加速其生產，經過數十年的經驗，發現這是非常安全的藥物。到了一九七○年，科學家發現催產素也可以影響人類的行為，它可以增加母親與嬰兒間的親密關係。研究發現，催產素雖然可增加親密關係，但也會產生排外的情感效應。

一九七九年，美國北卡羅來納大學的研究者卡特（Cort Pedersen）和亞瑟（Arthur Prange）發現，給從未性行為的母鼠注射催產素後，可以造成母鼠產生像母親一樣的行為，牠會像產子的母鼠般去築巢，讓剛出生的幼鼠在裡面，而且會舔牠甚至擁抱牠，也會把迷路的幼鼠送回巢裡面。此外，科學家觀察到：大草原田鼠（*Microtus ochrogaster*）終生只有單一配偶，這在一般的哺乳動物類是非常少見的。科學家研究發現，「催產素」是讓大草原田鼠出現終生單一配偶現象之重要激素。相關研究發現，「催產素」在人類體內的作用，對於親密關係及信賴感也是具影響力的重要因素。後來研究將催產素噴入鼻腔，可產生立即效應的實驗，而後續展開更多研究。例如其中一個研究將催

產素噴入戀愛中男性的鼻腔內，噴了催產素的戀愛男性，遇到其他再美的女性也會與之保持距離；但是如果沒有固定女朋友、非戀愛中的男性，噴了催產素後並不會受影響，仍然會接近年輕貌美的女性。有戀愛跟非戀愛中的男性，噴了催產素後，對女性保持的安全距離，前者會比後者多出十到十五公分[21]。

生產後的母親，會產生大量催產素，血液內也有高濃度的催產素。對此婦女在懷孕前與懷孕後，分別填寫關於種族議題之問卷，會發現婦女懷孕前，對其他種族並不會抱持任何敵意，反而比較容易同情難民。但在懷孕生產後，此婦女則會對不同種族抱持著敵意，喪失同情心。因此，對於許多複雜的議題，譬如種族的議題、難民的議題等，我們體內激素的變化，常常會影響我們對某件事的判斷，當然也會影響到我們對於真相的追求。

我們的大腦和行為之間，也有因果關係

我們的想法，會決定我們的行為；反之亦然，我們的行為會塑造我們的想法。如下圖：

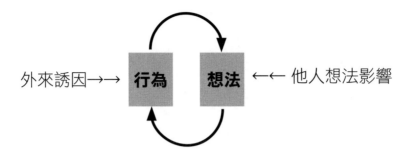

外來誘因→→ 行為　想法 ←← 他人想法影響

　　外在的誘因，會影響我們的行為。如果行為因此受到扭曲，想法自然也會跟著扭曲。反之亦然，如果他人的想法影響到我們而導致有錯誤想法，此錯誤的想法也會造成扭曲的行為。

　　當同樣的行為與想法，一直不停的發生時，就會成為固定習慣，不易改變（如下頁圖）。出現習慣行為或念頭，最大好處就是常做的事可減少能量消耗。演化產生此「習慣」的現象，讓我們只用少量腦細胞，自動執行任務，而不需要太多的腦細胞，就可達成任務。但是身處不良環境，或者交上損友，會對我們造成終身行為扭曲。就像幫說謊成性的政客助選，助選員也會產生扭曲習慣；經常幫謊話連篇的政客辯護，自己也會養成說謊習慣；如此就看不見真相了。

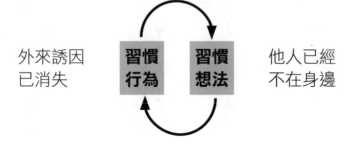

外來誘因　習慣　習慣　他人已經
已消失　行為　想法　不在身邊

誠實面對自己才能避開大腦天生陷阱

人必須誠實面對自己，才不會欺騙自己。關於這點，請看
另外一章。

註釋

❶ Harvey S. Smallman, Mark F St John. Naive Realism:Misplaced faith in the utility of realistic displays. *Ergonomics in Design* 2005; 13: 6-13.

❷ Douglas T. Kenrick, Adam B. Cohen, Steven L. Neuberg and Robert

B. Cialdini: The science of anti-science thinking. *Scientific American*; 2018 July: p29-33.

❸ Johansson, P., Hall, L., Sikström, S., & Olsson, A. Failure to Detect Mismatches Between Intention and Outcome in a Simple Decision Task. *Science* 2005; Vol.310, No.5745: 116-119.

❹ Kahneman D, Frederick S. Representativeness revisited: attribute substitution in intuitive judgment. *In Heuristics of Intuitive Judgement: Extensions and Applications*, ed. T Gilovich, D Griffin, D Kahneman, New York, U.S.: Cambridge Univ. Press, 2002: pp. 49–81.

❺ Boron WF, Boulpaep EL. The Nervous System. In: *Medical physiology*. 3rd edition. Philadelphia, U.S.: Elsevier, 2017.

❻ 同註 ❺。

❼ Suzana Herculano-Houzel: The remarkable human brain. *Scientific American Mind*; volume 28, number 2, March/April 2017.

❽ 同註 ❼。

❾ 星形膠質細胞為神經膠質細胞的一種。神經膠質細胞是中樞神經系統（腦和脊髓）和周圍神經系統中的非神經元細胞，主要維持體內穩態，形成髓鞘，並為神經元提供支持和保護。星形膠質細

胞執行許多功能，包括形成腦血管障壁（血管和腦之間，一種選擇性地阻止某些物質由血液進入大腦的「障壁」）的內皮細胞的生化支持、向神經組織提供營養、維持細胞外離子平衡、以及腦部和脊髓受損後的修復。

❿ Carlson NR, Birkett MA. In: *Physiology of behavior*. 20th edition. Boston, U.S.: Pearson, 2017.

Haine DE. In: *Fundamental Neuroscience for basic and clinical application*. Philadelphia, U.S.: Elsevier Saunders, 2013

⓫ Cherry EC. Some experiments on the recognition of speech, with one and with two ears. *J Acoust Soc Am*. 1953: 25:975–979.

⓬ Goldman-Rakic: Topography of cognition: parallel distributed networks in primary association cortex. *Annu. Rev. Neurosci*. 1988, 11:137–56.

⓭ 同註 ⓬ 。

⓮ Treisman AM, Sato S. 1990. Conjunction search revisited. *J. Exp. Psychol. Hum. Percept. Perform*. 16:459–78

⓯ Treisman AM, Gelade G. 1980. A feature-integration theory of attention. *Cogn. Psychol*. 12（1）:97–136

⓯ McAlonan K, Cavanaugh J, Wurtz RH. 2008. Guarding the gateway to cortex with attention in visual thalamus. *Nature* 456:391–94.

⑯ Buffalo EA, Fries P, Landman R, Liang H, Desimone R. 2010. A backward progression of attentional effects in the ventral stream. *PNAS*. 107:361–65

⑰ Cummings JL. 1993. Frontal-subcortical circuits and human behavior. *Arch. Neurol.* 50（8）:873–80

⑱ 同註 ⑰。

⑲ Petrides M. 1994. Frontal lobes and working memory: evidence from investigations of the effect of cortical excisions in nonhuman primates. In *Handbook of Neuropsychology*, Vol. 9, ed. F Boller, JGrafman, pp. 59–82. Amsterdam: Elsevier Sci.

⑳ Shallice T, Stuss DT, Picton TW, Alexander MP, Gillingham S. 2008. Multiple effects of prefrontal lesions on task-switching. *Front. Hum. Neurosci.* 2:2

㉑ Michele Solis. Oxytocin, the Love Hormone, Also Keeps People Apart. *Scientific American Mind*. May 1, 2013

• 4

因果關係

因果關係與發現真相

　　「發現真相」與「因果關係」密不可分。百年來人類以科學方法學探討宇宙後，逐漸相信宇宙有所謂的因果關係；我們身處的世界，有原因造成某些特定結果，這些結果讓我們產生特定可看見的表面現象。「原因→結果→表象」為因果關係，因果關係為宇宙的基本法則。例如，當肺結核菌（結核分枝桿菌，簡稱結核桿菌）這個原因進入體內，體內會對此細菌產生反應要去消滅它；當人體釋放有破壞性的化學物質，去消滅肺結核菌時，組織也因此受到破壞；這組織破壞的結果，就叫做肺結核病。得肺結核病的人，

會表現出各種可見的現象，包括咳嗽、發燒，同時出現食慾不振、體重下降、體力變差等各種表象。

進入體內的病菌，與器官組織破壞、病人逐漸消瘦變弱，這三者彼此間皆是因果關係，可用「因→果→表象」的概念表達之。肺結核菌進入人體和肺結核病之間，有因果關係；肺結核病和咳嗽、發燒、食慾不振、體重逐漸下降等各種表面現象之間，也是因果關係。了解「肺結核菌、疾病、出現的症狀」三者之間的因果關係，就是了解真相。因此當德國醫師兼微生物學家羅伯‧柯霍（Robert Koch，1843-1910），在一八八二年提出肺結核菌與人消瘦變弱疾病的因果關係時，就等於發現真相了。

發現肺結核菌造成肺結核病，其歷史是非常有啟發性的。現代人知道其因果關係後，可以回溯所留下的證據，對其歷史會有更多認識。肺結核菌在地球歷史上是非常年輕的細菌，約出現於一萬五千年前❶；開始感染人類，則可能發生於九千年前，在人類出現群聚、部落生活模式之後。在埃及王朝之前的木乃伊裡，以及秘魯前哥倫比亞時代，所留下的人類脊椎骨裡，皆可發現此病菌。人類很早以前就知道此疾病，只是不知道是什麼原因所造成，因

此給予各種名稱，希臘流傳的古代文書，記載希波克拉底
（Hippocrates，約 460-370 BC）用「肺癆」來稱呼此病。
在古代拉丁文遺留文獻裡，用「消耗病」來稱呼此病。一
直到一八三四年，因為歸納出肺部變化，是形成結核的形
狀，才統一使用「肺結核」的名稱，但是當時仍然不知是
什麼原因造成此病，當然也不知道要如何治療。

「因→果→表象」，我們把這種因果關係寫成理論，來
代表宇宙真相。我們依賴的也是這種因果關係，才能預測
事件是否會發生，才能看懂發生的事件是怎麼一回事，也
才能去改變因果關係以避免發生不幸的後果。牛頓的物理
學三大定律，就是在描述此因果關係。牛頓的「動者恆動」
定律，說明若沒作用力，動者會一直以同樣速度直線前進，
不會改變方向、也不會停下來，除非有外在力量介入，才
會停下來或改變方向；「靜者恆靜」，沒有外在作用力，
不動的就維持一直不動，這就是因果關係。這個外在作用
力可以用【作用力＝質量 × 加速度】，一個簡單數學式
表達之；此數學式表明，同一質量的物質，用同等的作用
力，就會呈現同樣的加速度現象。在巨觀視野下，簡單的
三大定律就能完整描述所有宇宙運動的真相；這三大定律

就是物體運動的因果關係，牛頓提出三大定律，等於是發現真相。

科學家掌握住因果表象的關係後寫成理論架構，就能了解事情、預測事情，甚至改變事情的結果；例如知道存在哪些因素之後，我們就能預測會發生什麼結果，也能預測會出現什麼現象；出現哪些結果或現象時，我們把原因去除掉，這個結果跟現象就會消失。例如，肺結核病，只要用藥殺死肺結核菌，這個病就會好；若讓肺結核菌繼續蔓延，也能預測出會發生什麼樣的結果、產生什麼樣的現象；這些因果關係在科學上是了解真相非常重要的描述。掌握住「因果關係」，和掌握住「真相」的意義一樣；因此在人類基因演化裡種下此認知能力，無怪小孩子天生就會不停追問：「為什麼……？」

肺結核菌的發現史[2]

結核病是最常見的傳染病，根據世界衛生組織的報告，全球約有三億五千萬人患有結核病，每年還有七百萬到八百萬的新增加個案，全球每年死亡人數高達二百萬到三百

萬。但是在台灣以及美國，發生率都已經在逐年下降，藉助的就是了解因果關係，依靠的是肺結核病是肺結核菌所造成的因果知識；因此借由能殺死肺結核菌的方法，減少具傳染性的病人數目，才能達到此效果。

在十九世紀還未發現肺結核菌是致病的原因時，人們都不相信咳嗽的病人會將「消耗變弱」傳染給健康者，大家都認為這是一種遺傳疾病或本身體質造成的疾病。直到一八六五年，法國軍醫維爾曼（Jean-Antoine Villemin）成功將結核病從人傳染給兔子，也從牛傳給兔子，再從兔子傳給兔子，才證明這是一種傳染病。

羅伯·柯霍在一八八〇年發明新的細菌培養皿與新的細菌染色法。在一八八二年發表論文〈結核病的致病原因〉（Die Aetiologie der Tuberculose）❸，宣稱發現了結核桿菌，認為是此桿菌造成所謂的「消耗病」。他在論文一開始，就先引用維爾曼的理論，說明這是一種傳染病。一八八二年三月二十四日，柯霍在柏林心理學會（Berlin Psychological Society）發表他的發現，同時提出假說，來說明如何證明傳染病源所必備之因果條件。柯霍的假說如下：「第一，必須在生病的人身上找到此病菌；第二，必

須能夠成功分離出此病菌，接種在培養皿；第三，此病菌可成功的在實驗動物上造成同樣的疾病；第四，從此實驗動物身上，可再分離出同樣的病菌。」柯霍在學會上的發表，震驚學術界，讓大家信服「消耗病」是來自於細菌感染，亦即肺結核病源自致病細菌，並在一八八三年將之命名為「結核分枝桿菌」（*Mycobacterium tuberculosis*）。

柯霍的那場發表，也開啟了因果關係探討的觀念，他所提出的四項原則，表明因果關係所需的證據，那是人類思考「因果關係」的一大躍進。細菌可造成許多疾病，也是從這時候才開始被注意到的。因此，人類後來繼續研發能殺死細菌的藥物；在一九四五年，成功研發出鏈黴素（Streptomycin），才開始能治癒肺結核。後來再陸續發展出更多有效的藥物，並能夠縮短治療時間，才終於減少肺結核的傳染。

因果關係的複雜性——不同成分的原因

因果關係並未如一般人想像的直接或單純，傳統上的「原因直接造成結果」的這種線性關係，在真實世界裡反

而是少見的。在真實世界裡，因果關係往往是複雜且難以想像的。例如，單單原因就有分「必要的原因」與「充分的原因」的不同；討論的議題，視個人和全體何者為對象，也會因此有不同的因果關係；同一個人只做一次和重複做多次行為的因果關係，也會不一樣。

　　例如，肺結核菌感染造成肺結核病，這是個簡單的因果關係；因此用藥消滅肺結核菌，疾病自然會痊癒。肺結核菌是產生肺結核病的「必要原因」（necessary cause），若沒有肺結核菌，就不可能產生肺結核病這個結果；但是，肺結核菌進入人體，並不一定會產生肺結核病的結果，因為人體有保護機制在作用，這些保護機制能消滅病菌。這種天生的保護能力，與肺結核菌進入體內的數目，將決定最終致病與否的結果。

　　人類的保護機制，主要是免疫殺菌能力，以及胃酸滅菌能力。肺結核菌數目不多時，可隨空氣流動進入體內，但只要人體吞噬細胞的殺菌力夠強，就可以殺死這少量的肺結核菌。若肺結核菌數目較多，在空氣中形成飛沫，會直接碰撞到鼻腔而被鼻黏膜沾粘住，被黏住的肺結核菌形成黏液團塊，經吞嚥作用到達胃，即遭胃酸消滅；因此肺結

核菌沒有機會大量侵襲人體。

　　當肺結核菌的數目少至一、二隻時，就可懸浮於空氣中，會避開鼻腔碰觸與沾粘，而隨著空氣吸入進到肺，開啟人體感染。但是，在肺裡面有大量的吞噬細胞，一對一可輕易殺死肺結核菌。因此，要在免疫能力被破壞的條件之下，肺結核菌才有機會在體內滋長，造成肺部疾病；此種免疫能力破壞，是造成肺結核病的「充分原因」（sufficient cause）。

　　必須在「充分原因」同時存在的情形下，「必要原因」才會造成結果的發生。許多人有不明原因的胃部疾病或上腹痛時，如果長期吃藥抑制胃酸製造，因為沒有足夠胃酸可殺死肺結核菌，空氣中大數量肺結核菌聚成的顆粒，就會經由鼻腔沾粘，鼻液吞嚥，進入胃而未被殺死後再進到腸子；腸子的免疫系統無法應付如此大量的病菌數目，因此即使免疫能力未受破壞，肺結核菌仍然能在此種情形下感染人類。故知減少胃酸分泌也是造成肺結核疾病的另一「充分原因」。

　　據統計，當肺結核菌進入正常人體內，只有 5％的人因免疫力不佳而立刻發病，另外 95％的人則是靠著免疫力，

短期內都不會發病。這些不發病的人群中，有70％是能夠靠自己的免疫力成功地殺死病菌，終生不至於發病。但是，其餘30％的病人，其免疫力只能控制住肺結核菌，讓它無法繁殖，病菌仍然潛伏體內。此30％的人，通常要到老了、免疫抵抗力變差了，此時潛伏的病菌才有可能再突圍復發，大量繁殖而造成疾病。

免疫力變差，有些人是因為得了愛滋病，造成吞噬細胞無殺菌能力，而喪失免疫能力；有些人則是年紀大，免疫力自然的老（弱）化，才會讓體內的肺結核菌有機可乘，數量遽增。所以說，「因→果→表象」的關係是非常複雜的。在這裡，肺結核菌是造成肺結核病的「必要原因」，但是，肺結核菌的數目或者免疫功能的降低，則是肺結核病的「充分原因」，沒有此充分條件的原因，也不會產生肺結核病。

因為隨機現象無法避免，在不知因果關係時，要描述因果相關性會有困難；人類因此發展出分類與相關性觀念來描述現象，而形成「統計學」。因果關係的複雜，在原因方面，除了上述的「充分」或「必要」原因的差別外，在統計學上，還有「邊際」與「條件」的差別。譬如，男性

幾乎是不會罹患乳癌，而女性罹患乳癌的機率相較於男性則是非常高。所以歸結罹患乳癌的第一個原因是性別，分類上可先以「性別」區分罹患乳癌的人數，然後在同一性別下再區別罹患與未罹患乳癌的人數與其他因素的相關性。前者分類為「邊際分類」（marginal classification），後者為「條件分類」（conditional classification）。

女性荷爾蒙的作用以及豐富的乳腺，是形成乳癌的重要因素；因此「女性」是乳癌一個重要的因果關係，這在分類上叫做「邊際分類」。而同樣的女性族群裡，有易促成乳癌的基因者或不會罹患乳癌的基因者，「基因」的因素，則是乳癌第二個因果關係；利用家族史與基因檢測，現已有能力區別相關性。依據乳癌的形成基因細分原因，是為「條件分類」。結合荷爾蒙與基因這兩種原因，最後呈現的是女性有此乳癌基因的人，會較容易罹患乳癌。

因果關係是如此複雜，英國法哲學者賀伯特 L. A. 哈特（Herbert Lionel Adolphus Hart，1907 - 1992）和托尼‧奧諾雷（Tony Honoré，1921 - 2019）在一九五九年甚至提出一個觀念：「正常的因果關係以及不正常的因果關係」，這讓所有人面對因果關係時更覺眼花撩亂。在醫學界常常

會看到，有許多原因都可能造成同樣的結果。譬如，會罹患糖尿病可以是基因遺傳的因素、可以是喝酒造成胰臟的破壞導致無法分泌胰島素、也可以是自體免疫對胰臟的破壞、或者因病毒感染破壞胰臟所造成、也有許多人是因過度肥胖與不良飲食習慣導致。因此是否造成糖尿病的結果，有好幾種因素可同時影響。

如果有好幾種因素同時存在，彼此加乘作用產生巨大效應，更容易提早罹患糖尿病，而且更嚴重、更難以控制。例如基因遺傳易患糖尿病的人，如果變得肥胖後就會更容易罹患糖尿病，而且會提早發生。所以學者詹姆斯·羅思曼（James E. Rothman）用圓餅圖劃分不同等分大小，以表示致病的不同原因與其所占比例；說明造成糖尿病的因果關係是如此複雜，至今還很難用一個清楚的名詞或簡單理論來定義。

在非必要但是充分的條件中，非充分但非多餘的部分（INUS condition, J. L. Machie）

澳洲學者約翰·萊斯利·麥基（John Leslie Mackie，

1917 - 1981）在說明因果關係時，認為需要區別真正的原因及其背景與條件，他提出「情境」和「原因」兩個名詞來說明因果關係❹。他認為所謂的因果關係領域，有一個背景條件存在，可以讓原因繼續作用，讓事件得以發生。他於一九七四年提出「INUS 條件」的個人理論，以解釋因果關係。

以常見的電線走火造成火災為例。麥基認為會造成後果的「原因」，通常是非必要的（即很多情況下不需要它也能產生火災的結果），而且是非充分的條件。因此消除電線走火的原因，仍然無法預防火災的發生；而就算發生電線走火，也不一定就會發生火災。換言之，即便經常更換新電線，避免電線走火，這樣雖然可以減少、但仍無法完全避免火災發生。當電線走火時，如果現場沒有氧氣、環境濕冷，或者地點遠離易燃物，也不會發生火災。因此電線走火，既不是充份條件，對火災也非必要的原因。真正要造成火災的「必要」因素是空氣內的「氧」以及「易燃物」，沒有這兩件必要因素，即使是電線走火，也不會造成火災；但是電線走火，卻是常見造成火災的原因，所以它也不是多餘的條件。麥基對此因果關係稱之：「非必

要但是充分的條件中，非充分但非多餘的部分」（INUS, Insufficient, but Non-redundant parts of an Unnecessary but Sufficient condition）[6]。

群體因果關係的複雜性──統計學的世界

另外，在牽涉到個人和群體的不同角度，所探討的原因是不同的。群體裡，每個人可能會生病的原因都不一樣，可是到底要如何描述整個群體有肺結核病的人數增加或減少了？我們運用的是統計數據，用平均值的差別來反應增加或減少，這是一個從 0% 到 100% 的可能性分布比率；但是個人是否得到肺結核病，是沒有統計上的任何意義，它不是「有」就是「沒有」，是二分法，界線一清二楚。因此抽菸究竟會不會造成肺癌，在個人而言，只有到他死亡都未罹患肺癌時，我們才能說抽菸並不會造成「這個抽菸者」罹患肺癌。相反，如果他死前就曾罹患肺癌，那對他而言抽菸就是會造成肺癌。而在群體裡，因果關係的推論則不同，是用倍數來表達。群體因果關係，需先統計出不抽菸和抽菸的人口當中，兩組各有多少人得到肺癌，其

各自發生肺癌的比率，相除比較，就可得出增加肺癌的倍數。利用統計學隨機概率計算，可結論抽菸會造成肺癌的因果關係；統計學也可用明確的數字表達，抽菸造成肺癌的可能性有多大。

統計學上有一個奇怪的現象：「趨向平均值」。似乎暗示著隱藏在族群裡的一個因果關係。例如統計全國成人的平均身高，得到數字是男性 174 公分，女性 160 公分；有一對夫婦，夫妻倆身高皆超過平均值，丈夫身高 185 公分，妻子身高 170 公分，他們所生的孩子，長大成人後身高會是多少？從個人機制的角度推測，因為父母皆是高個子的基因，生下的男孩長大後應該比父親還高，超過 185 公分，女孩長大則應該比母親還高，超過 170 公分，但是結果卻相反。他們的孩子，長大後身高皆會趨近全國的平均值，男孩會比父親矮，女孩則會比母親矮；此類男女所生的下一代，長大後身高更是趨近族群平均值。雙親身高都很高的後代，比起雙親身高都很矮的後代，當然還是相對較高的，不過此身高差距並未因下一代再嫁娶高個子者而一直增加，反而會持續減少，經歷數代後也不會產生高個子的特殊族群。

回歸平均值（regression to the mean），這是英國學者法蘭西斯·高爾頓（Francis Galton，1822－1911）的發現，他一生做了許多測量，不論身高、體重、心理特質等，都有「回歸平均值」的現象。就算今日的股票或各國貨幣漲跌，同樣有「回歸平均值」的現象：升高的股價或幣值，不久會往平均值下降；貶低的不久也會往平均值回升。在群體，常會看到此種如波浪起伏的現象。

因果關係如何牽涉到個人或群體？因對象不同，因果觀念也會因此而不同。個人是機制，是非統計學的表達方式；群體則是計算後果，而且以統計學的方式呈現。個體與族群，在前者因為是個體的機制，只要有此機制就會決定結果，往個人機制所預測的趨勢走；在後者則是趨向群體平均值的機制，這又是更複雜的一種因果關係。

宇宙有各種無窮盡的變化、存在於無窮盡的場所。單一事件是可直接敘述的，但在同樣性質而重複的事件中，該如何描述？這時統計學就變成很重要的關鍵，因為每次事件發生並非都一樣。

例如，飛機這次起飛會不會失事？起飛一萬次到底失事幾次？這二者代表的是不同含意；坐飛機安全不安全？此

問題是用群體角度來看：十萬次起飛與下降，這中間有多少次失事的紀錄，不能用一次飛機會不會失事來代表安全或不安全。這樣的因果關係裡，統計占了很重要的角色。

就像擲骰子，一個完美的骰子從一點到六點出現的機率都相同（各為六分之一），但若今天擲出某個點的機率多於其他點時，是否代表因果關係產生改變了？這時統計學有些理論、測驗的方式，可以回答這些問題。所以要了解因果關係，還要看所問的對象是個人的單次事件還是多次事件。

因果關係另一個複雜的情形是，有潛在性會發生影響和真正會發生影響的因果關係。譬如，一個人從三樓的高度跳下，如果他跌斷腿，那麼從這高度跳下就是他跌斷腿的真實原因。但是，如果跳下來並沒有跌斷腿，那麼從高處跳下會跌斷腿的這個因果關係，只能當作有此風險的潛在因果關係。所以，在個人而言，跳樓與跌斷腿，兩者的因果關係只有在跳樓後才能判定。但是在群體角度，可用多人跳樓的實際斷腿人數，以百分比表達之。百分比越高，在群體而言就是跳樓越容易造成跌斷腿；如果用此百分比來看個人，在此人跳樓之前，可用此百分比表示可能跌斷

腿的機會多大，當作潛在風險，就足以讓此人思考，在火災時是否要跳樓逃生。因此在個人或群體，會實際發生和不會實際發生的因果關係，兩者會用不同的方式描述。

因之，我們不能用傳統直線性的思考。傳統觀念是一個原因直接造成某個特定結果，某個特定結果則會產生某個特定現象，這是一種直線性的簡單關係，沒有變化的現象。但是在真實世界裡，因果關係並不是如此單純，我們要探討真相，追求它的因果關係，有許多重要因素必須同時思考，包括它的背景條件是什麼？我們探討的是單一事件還是群體事件？其因果關係，都會因此有所不同。

機制、過程、訊息的改變，三者皆是因果關係

任何一件事的發生，皆有「原因→結果→表象」的前後關係。作用因素如何造成結果？此結果可讓人類看見或聽見什麼現象？用不同的偵測方法會得到不同的表象。例如人類身體神經系統會偵測身體各部位的位置、結構變化，可藉由此感受，讓自己得知頭、腳位置，也可告知醫師，讓他判斷是否有何疾病。此「原因→結果→表象」三者關

係，為因果關係。

「機制」是指直接影響因果關係的細節，就像一部車能夠跑動，需要有內部引擎、動力傳輸管路、汽油的燃燒與爆炸等，這些都是汽車能奔馳的機制，了解這些機制，就能了解汽車為何能夠跑動或者為何故障不會跑。

「過程」也是決定因果關係的一個重要因素，就像打撞球，球在檯面碰撞次序，會決定球是否會進入球袋。母球第一次碰到桌子哪一個邊緣？後續碰撞到下一個桌緣的哪裡？最後再以什麼角度撞擊到子球，讓這顆子球進入球袋中？中間的過程，每一步都是決定這顆子球會不會進入球袋的關鍵，如果更改碰撞的前後次序，母球就沒有機會撞擊到最後會進入球袋的這顆子球。

「訊息傳遞與改變」也可以產生因果關係的變化。過去人類誤解，外在訊息與內在化學反應是不相干的，因此分割精神病學與神經科學。但是，近來對於神經科學的研究，發現神經結構與外在事件的情緒影響，是一體的兩面；神經結構會影響行為、精神方面的變化，反之亦然。別人所講的一句話會影響到我們的心情，代表的是內分泌受到情感影響而起了變化、激發自主神經系統；一句話也可以

改變神經結構，改變記憶系統裡神經的連結關係，這都是外在的訊息引起內部結構改變的例子。此種結構改變的效應，來自訊息本身，因此訊息也是造成因果關係的一個重要原因。

訊息傳遞，本身就有因果效應，因此要避免替不誠實的人工作，因為長期接受說謊者的訊息，會將自己變成不誠實的人。另一個訊息的因果例子是股票的波動，一個謠言或是任何一個影響政治的訊息，都會造成股價的漲跌。因此要查明真相，所蒐集的證據必須考慮機制、過程與訊息的傳遞。

可改變結果的因素，也可當作原因看待，彼此有因果關係

利用蒐集到的資訊或證據來分析因果關係，除了「機制、過程、訊息改變」，另外一個要看的因素是「結果是否受到改變」。如果改變一些因素，可造成不一樣的結果，那麼也代表此因素與結果可能有因果關係。例如，如果一位患者在給予殺死肺結核菌的藥物之後，病情消失了，整個

人變好，就可以說患者的病，是來自肺結核菌感染。所以探討因果關係所需要的證據，可以來自於機制、過程、或者訊息傳遞的研究，也可以來自「結果」的研究，以實驗操作原因來改變結果，一樣可證明其因果關係。

轉換過程與空間關係會影響表象，而不易看清因果關係

同一種因果關係所呈現出來的表象，會因為經過一些轉換過程而有所不同。不同的因果關係或過程，也會因為經過一些轉換過程，而出現同樣表象。例如，把彈簧綁在一個固體上，當我們拉動彈簧、放手讓彈簧在平面上自由的回縮時，彈簧會在平面上拉動固體，固體會順著彈簧回縮方向縮短距離；當到達極限時又因固體重量再次下拉彈簧，而後又會受彈簧彈力影響被拉回去……此固體即呈現來回不停的移動。用時間和位置二個維度來描述此彈簧運動，我們會看到此固體是沿著一個中心的平衡點，來回不停地在一直線上來回移動。當固體離開中心點越遠時，彈簧拉回來的力量越大；但是到達平衡點時，則是固體速度最快

而無彈簧拉推力的時候，此固體會繼續往另一個方向移動，直到拉回的力量讓它停止前進，然後又開始往反方向移動。我們將此固體以陽光投影在地面上，這時彈簧來回伸長、縮短的運動，呈現出的是一個物體影子，在一直線上來回移動的情形。

另一種情形，一個圓盤的邊緣同樣固定綁著此固體，圓盤用同樣速度在旋轉時，如果從上方有垂直太陽光線投射下來，將固體的投影於地面上，隨著圓盤的轉動，我們會看到固體如同綁在彈簧上似的在一直線上來回運動之現象；當此固體隨著圓盤轉到正上方或正下方位置時，其投影就像固體在直線上受到彈簧牽引，到了平衡點；當固體轉到圓盤兩邊極端的時候，其投影就像彈簧綁住的物體，處於最長或最短距離時。固體會隨著圓盤不停的轉動，其正上方投影下來的光線，在地面上產生如同彈簧拉扯此固體的投影，但是兩者作用機制完全不同。

同樣類似的情形，例如一個小孩坐在鞦韆上盪鞦韆，陽光從小孩上方照射到地面時，一樣會看到小孩在地面上的投影，也是來回擺動，但是這種擺動卻不像前述圓盤上的固體是圓環狀的前進，而是同一個弧形路線來回擺動。

圓盤轉動、彈簧直線來回移動、鞦韆弧形擺動，三者的投影，呈現的表象是一樣的，皆是投射出物體不停來回的直線運動。沿著中心點，固體前後不停地來回。在圓盤是一個二維空間的物體運動，彈簧運動則是一維空間的運動；但是二維的圓盤轉動，投影在一維空間的時候，就像是彈簧在地面上滑動的一維空間動作，完全一樣，無法分辨；從二維空間來看的話，此物體在圓盤上不是來回運動，只是在不同路徑上繞著圓環路徑一直前進而已。因此轉換與過程會影響表象，讓我們無法辨識真正的因果關係；一個是圓盤轉的原因，另一個是彈簧推拉的原因，讓此物體移動位置，有不同的移動路徑。只是此兩種不同的移動路徑，投影出的表象皆相同，是一樣的直線來回移動。

　　所以，在圓盤上的物體是轉圓圈走不同的路線，環繞前進，和小孩在鞦韆上在同個路線來回擺動是不同的；在垂直高度的座標來看，兩者座標不同，一個是有重複的位置，另一個是沒有重複的位置；但是，如果看到一維空間的時候，不論是彈簧綁住固體來回擺動，或者是圓盤周圍有物體旋轉在地面上呈現的來回擺動，或是像盪鞦韆以同一個弧度來回擺動，三者在地面上投影，都是一樣的現象。

看到表象時，如果我們的能力只能看到一個維度，常常很難猜出這三者背後是否為相同事件，真相會難以理解；但是我們至少可以從一維空間看出三者投影在一維方向的運動是同樣的現象。

因果關係的複雜性──不同面相的證據（Bradfold Hill's criteria）

要證明因果關係需要證據，有些證據是屬於「機制、過程、訊息改變」，有些證據是「結果的改變」，那麼到底需要哪些證據，最後才能夠下結論，兩件事有何因果關係？英國流行病學學者希爾（Sir Austin Bradford Hill，1987-1991）提出了九項準則，此九個準則會在下一章「蒐集資訊」內說明。

物理學所了解的世界

對宇宙的認識，物理學就有所謂的古典牛頓力學、電磁學（或稱電動力學）、相對論、統計熱力學、量子力學等

理論，每一項學說皆有其可靠的理論，說明宇宙的因果關係，但並沒有一個學說是可以完整描述宇宙的因果關係，令人覺得「真相是如此的難以捉摸」。

在「古典力學」裡，運動的粒子是可以分辨的、時間是絕對性的，當粒子在運動時，時空的座標轉換是利用伽利略的座標轉換；但是，相對論呢？如果當一個物體速度快到接近光速時，這時古典力學就無法描述，必須借助相對論；在相對論裡，時間的相對性是它的基本架構，利用時間相對性，而非古典力學的時間絕對性，去解釋許多宇宙現象。

在「古典力學」裡，可清楚描述我們日常生活的各種現象，例如能量（energy）、動量（momentum）、動能（kinetic energy），但是當運動物體的速度快到接近光速時，所有的能量、動量、動能便都不準，而需要一個係數校正，這就是狹義相對論的重要性。

你今天走的速度、距離多遠的時間，在相對論裡，跟我是代表不一樣的時間，這與你的速度有關係，但是在古典力學裡則是完全一樣，你活了一年以後，跟我活一年以後，如果你我有快速運動，在時間上會出現差別。

第二個是重力常數，在古典力學裡，重力常數是不重要的，但在廣義相對論裡，就變成是一個重要的因素；另外，在時空轉換裡，牛頓力學是採用「伽利略轉換」，相對論則是採用「勞倫茲」（Lorentz）的座標轉換，因此這二者間有許多的差異。

　　如果探討電、磁場兩者如何互相影響，需動用電動力學理論。在此理論裡，時間是相對性的而非絕對性的，這時談的真空光速也很重要；就像相對論探討的光速有最大的極限，就是必須是在真空下的速度，那麼，它有一個也是談勞倫茲的座標轉換，因此很接近於相對論；但是另外一個很弔詭的是量子力學，當我們在探討原子、分子、電子磁場這麼小的運動關係時，這時候只能用量子力學，其因果關係很難描述，變得要用統計數據來描述，它的時間是絕對性的。普朗克常數在量子力學變成是一個重要的基本理論的架構，它在描述所有的運動都是用量子的機率，才換得時空轉換也是伽利略轉換，對於粒子是否可分辨？在量子力學是完全沒辦法分辨，甚至有所謂的「測不準原理」，因此，單單描述宇宙的因果關係以及各種現象，就會牽涉到不同的條件。是一般地球上看到的運動速度，或

是接近光速的物體？我們看的是一個微小的微觀世界，還是一個巨觀的世界？都會牽涉到不一樣的理論。

「統計熱力學」所採用的也是時間相對性；在量子統計的熱力學裡，普朗克常數是重要的，但是在古典的統計熱力學，普朗克常數就不重要，它採用的是古典的機率，使用的時空轉換也是伽利略的座標轉換。另外一個建構宇宙的重要係數是「真空介電係數」（真空電容率），這在電磁學裡是理論架構的內涵，但是在其他理論裡，不管是牛頓力學、相對論、熱力學與量子力學，都不相關。

量測個體重量或者血壓，第一次、第二次甚至第三次的測量常常會得到不一樣的數據；量測越精準，常常變化越大，這種測不準現象，在微觀世界裡一樣存在，量子力學裡就有一個叫做「測不準原理」，意即粒子的動量與位置無法同時被測定。因此諾貝爾物理獎得主海森堡不禁要說：「宇宙不只是比我們想像的奇怪，而且是比所有我們能想像到的更奇怪。」

不確定原理與量子力學的世界

我們的真實世界，存在著不確定性的本質，這在量子力學裡是已經確定的理論。德國物理學家海森堡提出「不確定性原理」（uncertainty principle），此不確定原理說明，一個粒子的位置以及它所帶有的動量，兩者皆會有誤差，而且無法同時精準的測量到；當較精準的測量其中一項數值時，另一項的誤差就會變大，此兩者誤差相乘總是會超過一個普朗克常數一半的量。意思是說，我們無法同時確定位置，而不干擾到它的動量，也無法為了確定它的動量而不干擾它的位置；因此，任何物質的存在，都有所謂的不精確性質，海森堡因為提出此理論而得到諾貝爾獎。

不確定性原理與我們日常生活所感受到的世界是如此不同，有一部分是人感受物質的質量與感受物質的運動，會認為兩者是不同事物的錯覺。但是在「相對論」的解釋，【$E = mc^2/\sqrt{(1-v^2/c^2)}$】，對於物質的質量 m 與能量 E、速度 v，在真實世界裡，只是一體的不同面。只是在一般世俗的生活裡，物質的速度，相對於真空光速是如此的小，因此看不見它的存在效應。通常我們的直覺是，測量儀器越精準時，所測的誤差會越小；但是真實世界卻是相反，測量同一物體，測量儀器越精準時，越是經常出現不同的測量數

值。因此，很難令人理解，為何測量一個物體，多次重覆卻難以得到相同的數值。只有接受物體質量與能量是一體的兩面時，才有可能理解測量質量和測量動量，兩者互相牽連，皆是測不準。

發生機率與重複次數

統計學現象是一件讓人難以理解的觀念，要用機率觀念去了解因果關係，則更困難。例如，統計上的一個觀念：「發生事件次數＝發生機率 × 總行為次數」。如果「發生事件次數」要小於 1，亦即不要發生災難事件，則必須讓發生機率降低到幾乎是 0 的程度，同時要把總行為次數減少，不要常常做危險的事。但是，很多人卻以為，只要做了一件防禦措施即可避免發生不幸的後果，這就是錯誤的觀念。一件預防措施，所降低的發生機率有限，除非非常多層的預防措施，才有可能降低發生機率到接近 0 的地步。一件危險的行為，如果常常做，則注定會發生不幸的後果，這是統計學所呈現的因果觀念。

例如，某公司的經理為了降低成本，因此降低產品庫存

量，且其庫存量降低程度，已經到了危險的地步，因此常常出現產品庫存短缺的情形。該公司有些固定來往的長期客戶，每個月也都會販賣固定產品給這些長期客戶；但公司只依賴一個電腦提示系統，在庫存不足時跳出警告訊號，讓員工自行解決。而員工並非每人都懂電腦警告的意義，也未必知道如何及時反應、或如何跟客戶說明才能讓顧客滿意。當面臨產品庫存不足時，不知如何處理而引發重重危機，甚至不斷發生員工與客戶的爭執事件。當長期客戶們頻頻向經理抱怨，經理的處置卻是處罰起衝突的員工，經理並不理解，單單降低庫存量的政策，已經增加危險事件的發生件數，而且多到只依賴一套電腦警告系統，仍不足以防止發生衝突事件的程度，因此才會造成員工與客戶衝突。所以，若只依賴一套防禦系統，降低災難的機率仍然有限，對於常常發生的危險行為，是無法預防危險後果的。

　　一套防衛系統，只會降低「發生機率」，但是不會降到零。例如，細菌會不停企圖進入人體內，而人體依賴的不是只有皮膚阻隔或鼻腔的過濾結構，還包括先天免疫、後天免疫及多重、不同的防禦系統，才能避免病菌感染。例

如，我們常常要走路行動，無法用降低走路此總行為次數來減少危險發生機率，因此只好依賴多套防禦系統。我們依賴的不只有視覺去注意容易造成跌倒的環境，還有肌肉關節的本體感應，以及內耳的平衡系統，隨時偵測自己的姿勢與重心，加上腦的精密計算與預測跌倒風險，利用許多不同的防禦系統共同作用，才能將跌倒的發生機率降到接近零，即使頻繁走路也才不會跌倒。如果只依賴一套防禦系統，例如只依賴視覺系統的話，在黑暗的環境裡，就會跌倒；如果只依賴肌肉關節的本體感應，而無視覺系統協助下，就無法事先避開會絆倒的危險；如果只依賴視覺和本體感應的系統，而缺乏內耳的平衡系統，則會抓不到重心，一樣會跌倒。

生物如何利用機率優勢對抗環境

甲狀腺激素的分泌，此反應如下圖：

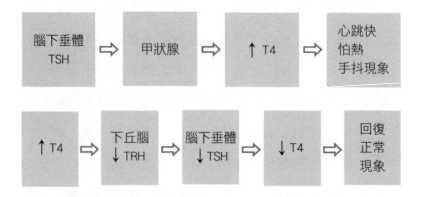

　當甲狀腺激素（T4）在血液中增高時，會造成心跳快、怕熱、手抖等現象。甲狀腺激素（T4）和腦下垂體的「接收器」結合，也和下丘腦的「接收器」結合，而發生抑制效果，結果是抑制腦下垂體製造「促甲狀腺刺激素」（TSH），減少甲狀腺製造甲狀腺激素。此種一連串的反應皆是靠「配位基」與它相對應的「接收器」結合後而得以傳遞訊息，造成不同的結果。

　「配位基」與「接收器」的結合，有如鑰匙與鎖孔，形狀上雖然是完美無缺的對應，但仍有許多不相干的物質，其結構會類似「配位基」，因此也可和「接收器」結合，產生不必要的反應。但是，「配位基」如果和「接收器」的結合是靠著許多不同的結合點，而不是只有單一個點的

結合，那麼，結合的能力就會比起不相干的類似物質要強的多，因而競爭成功；這種加強的程度在熱力學中可以計算出是呈幾何倍數的增長，而不是數學倍數的增加。

人體的免疫功能，例如抗體，不只是利用結構上正好符合「配位基」與「接收器」的完美相配，同時還利用它有多處結合的點和細菌的表面結合，就像魔鬼氈一樣，因此抗體和細菌可以非常緊密的結合，可藉以辨識細菌而破壞它，不至於和身體正常結構結合，也不會因此破壞本身身體結構。

一個細菌表面結合許多抗體後，抗體又可和吞噬細胞結合，讓吞噬細胞消滅細菌。三個抗體和吞噬細胞的結合，遠比一個抗體和吞噬細胞結合的強度超過一千倍，因此吞噬細胞若有多處可和不同的抗體結合，對於消滅細菌就變得容易多了。即使是複雜的因果關係與不確定性的本質，大自然仍然能找到一個方法，善用此特性來解決問題。

另外一個例子是，手機或電腦訊號的傳遞。任何一個電子訊號都會帶有雜訊，要如何傳遞一個真實訊號而避免讓雜訊也一起被誤認為訊號被接受？其中一個方法就是，同樣的訊號多送幾次，利用平均值來代表真實訊號。因為每

次的訊號都帶有真實訊號，因此，平均下來之後，它的訊號強度不會減弱。但是，那些雜訊每次都會不同，因此，在平均之下就會彼此抵消掉，此時手機或電腦所接受的訊號，就會是一個乾淨而清楚的訊號，這是人類利用不確定性而找到的好方法。

轉換接頭與訊息傳遞

影響因果關係的，除了機制、過程，另外一個就是「訊息傳遞」。訊息傳遞以後，可以改變狀態而出現不同的結果；例如，大腦神經細胞送出電位訊號，經由脊椎神經細胞，將此電位改變的訊號再傳遞到肌肉。同樣是電位的訊號，到了肌肉以後，可以讓肌肉收縮，因此，電位訊號的訊息傳遞，可以出現收縮後果

訊息傳遞，牽涉到送出者和接收者之間，是否能夠成功地接受此訊息。例如同樣是送出電位訊號，但是到了下一個神經細胞的時候，若該神經細胞無法直接接受此訊號，此時電位訊號就會改成化學物質釋放出，此化學物質可以擴散到該神經細胞的附近，刺激該細胞，使得該細胞再產

生新的電位而傳遞下去。最終神經細胞到達肌肉細胞的轉接處也是一樣，將電位訊號改變成為化學物質釋放出，此化學物質可以擴散到肌肉細胞，轉換成肌肉細胞的電位變化，而產生收縮現象。訊息傳遞交接時，中間需要經過轉換，而所有的轉換，都依賴某項轉換工具。

例如筆記型電腦的使用電源是直流電，但一般家用電源為交流電，所以要先經過整流器將交流電變成直流電再進入筆記型電腦，才能讓筆記型電腦開機、操作，此轉換過程是個關鍵。同理，要將一個三叉插頭插入到二孔插座，也需要一個轉換接頭，這樣才能順利插進孔裡，而繼續傳遞電流。類似訊號的傳遞，中間的接頭是一個關鍵，如果缺乏接頭，訊號會無法傳遞，就不會發生預期效果；因此，接頭本身也是一個影響因果的中間物質，在訊息傳遞上扮演很重要的角色。

人體細胞需要控制許多反應，而且反應不能過度也不能過慢；同時希望外在雜訊不要引起不必要的反應，只對真正有意義的訊號有反應。因此訊號傳遞在取捨間，常常需要借用接頭達到此目的。對於避免誤傳雜訊，在生物器官與細胞，處處可見接頭會經過好幾道；必須確定每個訊號

都是正確的，才能夠讓這接頭轉換給下個接受者。有時為了將微弱的訊號放大，不要錯失訊號，也是需要經過接頭。每個接頭經過下個接頭轉換的階段，皆可以增加效果，產生放大效應；接到下階段的另一個接頭時，效果再次放大。

譬如，病菌進入動物體內發生感染時，此時需要大量增生免疫細胞的時候，身體就會放出一個訊號；偵測到病菌感染的這些尖兵細胞會放出訊號給下游需要增生的免疫細胞，當下游的免疫細胞接受此訊號時，必須要確認此訊號不是假的訊號，因此，要有接頭來協助訊號傳遞。如果是好幾個來源不同的接頭訊號都同時傳遞此訊號的話，表示是真實的訊號，就會立即反應，可避免對不必要的假訊號產生反應。

一旦有好幾個來源不同的接頭都可以接受此訊號，讓它了解這是真實訊號以後，此時細胞體內的反應，比起只有一個接頭來源的訊號反應要強烈的多。細胞裡面的接頭皆是蛋白質，一連串蛋白質產生放大效果，最終達到免疫細胞快速且大量的繁殖，以消滅病菌。所以接頭在訊息傳遞上，扮演一個很重要的角色，就像一個作戰指揮部要下命令到前線，這中間的傳令兵可以讓訊號斷線，也可以讓訊

號放大，會影響到戰場前後不同的結果，以及效應的大小。

註釋

❶ Kapur V, Whittam TS, Musser JM. Is Mycobacterium tuberculosis 15,000 years old? *Journal of Infection Disease*. 1994; 170: 1348-9.

❷ Cambau E, Drancourt M. Steps towards the discovery of Mycobacterium tuberculosis by Rober Koch, 1882. *Clinical Microbiology and Infection*. 2014 March; 20: 196-201.

Donoghue HD. Insights gained from paleomicrobiology into ancient and modern tuberculosis. *Clinical Microbiology and Infection*. 2011; 17: 821-9.

❸ Rober Koch. Die Aetilogie der Tuberculose. 1882. *Berliner Kliniscben Wocbenschift*, 1882: April 10, No. 15, pages 221-230.

❹ J. L. Machie: *The cement of the universe: A Study in Causation*. Oxford University Press, 1974: p62-63.

❺ 同註 ❹。

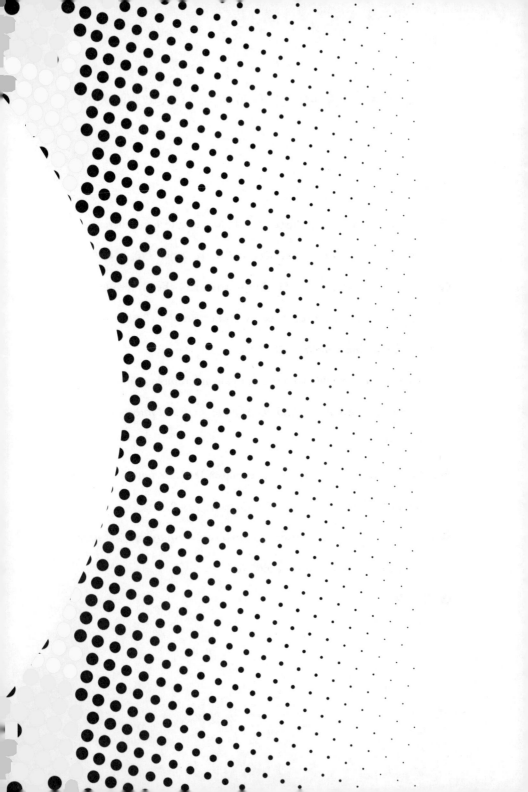

• 如 何 探 究 真 相

需分辨蒐集的是「證據」或「意見」

蒐集資訊有兩項要素：系統性、方向性

未確定真相前的解釋皆無法找到真相

分析資料的目的是尋找新證據

歸納總結為理論，假說與理論不能混為一談

斷論必須明確至易查明的程度，要經得起考驗

• 5

蒐集資訊

　　了解真相,第一步工作是蒐集資訊,可是我們蒐集的究竟是證據還是意見呢?我們該蒐集「證據」還是「意見」?哪一項才能有助於真相的了解呢?

你蒐集的是證據或者是意見?

　　例一:假設你是警察,某天有位婦女來向你報案,說她的珠寶不見了,陪同報案的丈夫說:「我認為是隔壁張三偷的。」你是否會直接把張三抓起來?你是否只針對張三去追查他犯罪的證據,而放掉對其他人的調查?檢察官是否可直接根據丈夫的意見,起訴張三本人?法官是否能就

此而直接宣判張三要坐牢呢？

我想，我們都會說這是荒謬的，不論是警察、檢察官或法官，都不應該採用意見為依據。但是許多人卻輕易採納意見當作證據，貿然執行下一步處置。

例二：一位醫學院學生在病例討論會議上，一開始的報告如下：「這位病患是已退休的公務員，患有糖尿病、高血壓、曾經輕微中風過。他因有肺炎症狀而住院，打算用肺炎的藥物治療。」請問，你覺得這個學生所報告的內容，有提供任何重要的資訊嗎？這個學生提供的是證據？或者只是意見？其他醫師可根據這份意見，直接給藥治療其糖尿病、高血壓嗎？

我們的身體，具備有許多偵測的器官。我們偵測到自己的器官有受損，自己會產生痛的感覺；我們的身體，可因為偵測功能而產生頭暈、胃口不好、胸悶、呼吸困難等各種症狀。因此當此醫學院學生看病人的時候，他要問的是病人的症狀，是否有頭暈、胃口不好、胸悶、或是呼吸困難等症狀。而不是問他的意見，或是任何醫師的意見。意見是沒有任何價值的，是無法拿來做分析、判斷，對真相

是沒有任何幫助的。

前述醫學院學生的報告：「患有糖尿病、高血壓、曾經輕微中風過」，從頭到尾都只是意見而不是證據。不管是任何人的意見、任何人的解釋，都不能當作證據，也無法據此意見判斷真相。別的醫師對此病人的意見或是他的病名診斷，仍然無法讓我們知道這位病患曾接觸什麼？知道他是退休公務員對診斷並無任何幫助，醫學生該問患者的是過去工作上曾接觸哪些物質，以了解有哪些可能會造成疾病的因素；學生報告患者有糖尿病、高血壓，或曾輕微中風，就如同「例一」那位報案者丈夫的意見，並不具任何判案價值；「例二」裡陳述的意見，無論是來自患者還是醫師的判斷，那都只是意見，都無法讓人了解真相。

只有事實才有助於了解真相，事實是指患者的症狀說明，包括是疼痛？咳嗽？發燒？還是呼吸困難？以便讓我們思考疾病的性質；疼痛部位在哪？以便讓我們思考是與哪個器官有關；症狀開始出現的時間？以便讓我們能判斷是急性病還是慢性病。只有事實才能有助於探討真相。

例三：在一個市場調查的團隊會議裡，一位助理一開始

報告：「本地居民傾向於購買本公司較貴的產品。」而不是報告：「A產品與B產品在今年和去年的售價分別是……；本公司A產品與B產品之各自購買量為……。」在新聞播報現場，一位記者報導颱風侵襲某市鎮時只說：「該市鎮災情慘烈」，而不是認真的去查看：該市鎮有多少人員死亡，多少房屋倒塌。

這些都是會議報告或新聞報導時常見的現象。如果媒體報導內容皆是意見而無事實描述，多數受眾的潛意識仍會受影響，而誤認已知事實真相。

例四：有一位從急診收住院的患者，當醫師問診時，問他是因為什麼問題才來急診與住院？他回答有感冒才來住院。問診醫師發現他不懂事實與意見的差別後，改用另一個問法：「你是有什麼不舒服的症狀，才會來急診？」旁邊陪同的家屬答覆：「他有感冒」，這時醫師已經快昏倒了，只好再耐心的問：「你是出現什麼不舒服的現象才去急診？」病人仍然答覆：「我是因為感冒才去急診！」此時大概只會出現醫師昏倒的結局。

直接說明是什麼病，只是意見，是無法了解病患發生了

什麼問題。「例四」的住院病患和家屬所陳述的是意見不是證據，醫師不能用「感冒」這個意見來做任何治療處置；就像「例一」的警察，不能用婦人丈夫的指控意見，直接對隔壁張三有任何動作。警察必須對報案者有系統無偏見地詢問資訊，而不是只聽報案者解釋為何指控張三的理由。珠寶不見了此問題，警察無法用「指控張三」的意見，來了解為何珠寶不見了。意見不只無法代替證據，也無法用邏輯分析來推導可能方向，更沒有辦法推論出真相。

只蒐集意見而沒有任何證據，是無法判斷真相的；但是真相也必須靠意見來呈現，否則無法自明。換言之，先要蒐集的是證據，而不是意見；證據為本，意見為末。因此《禮記・大學》說：「物有本末，事有終始，知所先後，則近道矣。」證據與意見，兩者也有前後關係；利用完整大量的證據才能判斷，此時的判斷雖然是意見，但是能代表真相；意見若無完整證據的基礎，只靠個人懷疑或直覺反射性的結論，是沒有任何意義存在的。

人們在蒐集證據時，經常以個人意見或某權威者的意見來取代證據，對於蒐集事實資料，常常不覺得重要，也分不清楚意見與證據的差別。表象是事實的某一面證據，意

見可不是事實真相，也不是證據。表象可以做為推論思考的依據，但是意見不能做為推論思考的依據。但是最後要做決策時，卻只能依據意見。決策需依賴表象後續的解釋，此解釋皆是意見，如果希望意見可代表真相，這中間必須經歷一段辛苦蒐集證據的過程。

只靠少量證據，永遠不可能發現真相

　　例五：某民主國家 A 正遭逢一獨裁國家 B 的祕密滲透與顛覆，A 國的失意政客甲，平日常發表言論，支持獨裁 B 國，但皆未被 A 國調查其動機與接觸對象；某次政客甲私下參加 B 國所發起的會議，與 B 國情報單位及其首腦接觸，甲返國後遭 A 國調查， A 國某家媒體立即下結論，A 國政府進行「恐怖迫害」；A 國某學者則對媒體發言，因為政客甲平日常批評政府，所以推斷甲被政府調查，完全是「A 國政府破壞言論自由」。

　　如果未蒐集到甲企圖顛覆 A 國政府的具體證據，只憑有限的證據，常常就會下錯結論，無能力找到真相，因此 A 國需要調查甲。同樣道理，在只有少量證據時，上例媒

體或學者立即下結論，其結論是否真的代表真相或因果關係？一般民眾聽聞論述，也未注意完整證據的必要性，將會如何思考此事件？

例六：民眾因為脖子痛得厲害，到醫院求診，醫師立刻安排「核磁共振」檢查。分析核磁共振影像的專家判定該民眾有輕度「椎關節粘連」的疾病。從此，所有照顧該患者的醫師，通通認定他脖子痛的病因就是「椎關節粘連」，但所有醫師根據此判斷所用的治療卻都無效，那麼患者到底是否患有「椎關節粘連」？他的脖子疼痛是否確實來自「椎關節粘連」呢？

如果只依賴「核磁共振」一項資訊，永遠無法發現每個人的結構都有差異的真相，也無法看見許多沒有任何疼痛的所謂正常人，皆有「椎關節粘連」的影像變化。若無其他資訊比對以判斷因果關係，常會找不到真相，不知真正的疾病為何。在判斷上，也等同放棄分析所有其他證據，忽略「為何輕度粘連會造成如此劇痛」的不合理邏輯。

資訊不足，常常會誤判真相，其中一個例子是汽車的發明。汽車未發明前，馬車因為速度慢，常造成道路堵塞。

當美國福特公司生產第一部福特汽車時，福特總裁說：「從此以後，馬路再也不會塞車。」但是事實上，現在公路比當年更寬、更多條，反而塞車的程度比以前馬車時代的塞車情形還要更嚴重。由此可見，缺乏長時間蒐集的證據，或缺乏證據反映車輛數目與塞車的因果關係，皆會誤解塞車的真相或真理。

　　單一角度的空間資訊，常常無法推敲某物體真實形狀為何，例如從正面垂直角度看，或從側面平行角度看，常會呈現不同的形狀，此時若貿然下結論，只是亂猜，違背科學原則。人們在尋求真相時最大困擾是：「不知道真相是什麼，要如何去知道真相？」所以會本能地試著去解釋目前看到的現象與證據，卻從未有人會思考：「為何演化上，人類皆會傾向於解釋未知事物？」演化上的優勢，其實是刺激人類去尋找更多的資訊或證據。但常見的卻是，一開始的解釋就是錯誤的，根本無法代表真相；缺乏科學素養的人，會將此解釋當結論，此時就永遠沒有機會找到真相了。回顧「例五」，Ａ國的媒體或該學者，缺乏正確的科學觀念，以單一證據直接下結論，民眾會因此被誤導而反對Ａ國政府的調查。

所以最重要的是，不要把一開始的解釋當作結論，先保留下來，繼續蒐集資料，而且不能只蒐集同樣角度的單向資料。在「例六」，如果一開始就以核磁共振檢查結果「確診」脖子痛的原因，那將永遠無法解決問題。如果無多方面資訊可引導不同的解釋，患者真正的疾病就無法得到正確的診斷。

例七：某記者報導：「縣長甲派員去查封一棟房子，是因為該屋主乙正準備跟甲競選下任縣長職位。」記者同時說明：「屋主乙是這次敵對政黨所推選出的縣長候選人」。

就上述記者報導，大眾是否能分辨出哪些是意見？哪些是證據？縣長甲要查封該棟房子的原因是什麼？記者報導的是他個人意見還是證據？在此例子裡，記者報導的證據包括：屋主乙是縣長候選人，以及縣長甲要查封此房子。但是其報導並沒呈現證據，可證明縣長甲要查封此房子的原因。這裡牽涉一個重要的問題，記者是否有提供完整的證據？真相必須來自於完整資料的蒐集，在此例，真相是有人去通報檢舉這棟房子，檢舉屋主在頂樓違章加蓋一層樓，同時將此違章建築樓層出租給別人。因此，縣長執行

拆除房子，只不過是拆除違建的正規作法。記者不去調查該縣違章建築的數目，因此忽略在縣長甲上任後，違章建築的數目逐年快速下降的證據。當記者蒐集的資訊不完整、缺乏完整的證據時，就無法呈現真相，真相只不過是縣長甲在依法執行他該做的工作，而且是認真執行。

　　例八：假設今天你在海裡看到一個有頭也有尾的生物正在快速游泳，請問牠是魚類？兩棲類？鳥類？哺乳類？還是其他類動物？如果只提供少數資訊，你是否有辦法判斷真相？

　　當只看見局部資訊的時候，我們是無法判斷真相的。此有頭有尾且會游泳的生物是什麼，有可能是鳥類（如企鵝），爬蟲類（如蛇），哺乳類（如鯨魚、海豚），或是真正的魚類；如果沒有提供其他資訊，例如體型、尾鰭形狀、骨骼結構、呼吸器官等資訊的話，我們根本就沒辦法判斷，只能單純的用少數資訊去解讀。此時任何的意見，都無法代表真相。

　　想想看，古代人都認為太陽是繞著地球轉的，因為他們每天看見的唯一資訊就是，太陽從東邊升起、西邊降落；

假設我們把古代人帶到外太空，讓他們看見太陽和地球間彼此運動的互相關係時，他們是否還會判定太陽是繞著地球轉？資訊的不足，會讓我們判斷真相時往往失真。

例九：一位老先生因為失智，出現許多奇怪的行為。譬如，在他的太太正在廚房忙於炒菜時，將所有的電燈關掉，說是太太在浪費電。有一天，他報案說他藏的二十萬元被偷走了，警察到他家，四處觀察，發現並沒有任何門窗破壞、無外人進入的痕跡，就輕易下結論是家裡的人偷的。從此，這個家庭雞犬不寧，老先生認為家裡每個人都有嫌疑，天天要他們賠錢。

警察將老先生的意見當作證據，同時未完整蒐集資訊，包括詢問家人有關於老先生的平日行為，這是誤將失智者的意見當作證據，而遽下結論。

證詞是否可當證據？

許多國家都有冤獄平反協會，目的是希望能夠替無罪的人開脫，不要冤枉被判死刑，冤獄中具最大爭議的是

目擊者的證詞。美國葉史瓦大學法學院（School of Law at Yeshiva University）所創立的冤獄平反協會（Innocence Project），曾經申訴目擊者的證詞是非常不可靠的。該協會提出的證據是：在全美因目擊者證詞而被判刑的 239 人裡，有高達 73％的人後來利用 DNA 測試，而證明他們是無辜，得以平反開脫。此種因目擊者證詞而冤枉入獄者，其中有三分之一是來自於至少二位以上的目擊者證詞。大家因此認為，記憶是如此不可靠，會受主觀或外在因素引響，而開始質疑目擊者的證詞是否可以當作證據。

學者研究發現，許多因素都會影響目擊者的證詞；包括他在警察局指認嫌疑犯時，嫌疑犯的出場方式是同時數十人站在他面前，或者是一個接一個陸續出場，讓他辨識誰是嫌疑犯，這些差異就會造成不一樣的目擊者選擇。因此，科學家對於「目擊者的證詞是否可以當作證據？」這個議題十分感興趣。學者魏克斯・特德（Wixted John Timothy）在二〇一五年的《PNAS》（*Proceedings of the National Academy of Sciences of the United States of America*，美國國家科學院院刊）發表一篇論文[1]，證實目擊者的證詞其實是非常可靠的，但是，先決條件是目擊證

詞「不能受到汙染」。

　一般開庭時，離案發當時都隔上一段時間了，目擊證人在法庭上，因記憶久遠而變得沒有自信，因此極易受到誤導，此目擊證詞等於是受到汙染的證據。在法庭上，目擊者常受到對方律師不停地攻擊，打擊信心；或者是經由檢察官的誘導，而產生錯誤的記憶改變。但是，目擊者內心並不知道自己其實已經受到影響，再加上時間久遠，記憶已經慢慢消退時，更令旁觀者懷疑目擊者的證詞是否能當作證據來予以判罪。

　如果目擊者在發生事件後，立即被邀請去指認嫌疑犯，而且讓他註明他對嫌疑犯的指認有多大的把握——學者魏克斯・特德的研究證明——就可以利用目擊者的證詞來決定真相。對於那些目擊者寫下的把握程度，高把握程度的證詞都與後續的其他證據一致，「最後結論：真實犯罪者，皆是目擊證人所指認的嫌疑犯。」但是低把握程度的目擊證言就不一定了，其證詞的一致性通常變差。所以，魏克斯的論文認為，目擊者的證詞是一個很重要的證據，只是因為後來在法庭上受到汙染，其價值才會受到誤解。

　研究證明，目擊者的證詞只要時間不要經過太久，讓記

憶變得不可靠;除了當場指認外,同時還要確認他的把握
程度多強,指認出真實犯罪者的機率就非常大。

無證據,不等於無此事實

　　一般人常見的迷思是:在沒有明顯證據出現時,常常就
認為是不存在此事。這種錯誤的觀念,在英文有句名言:
「Absence of evidence is not evidence of absence」(沒證據
出現,不等於無此事的證據)。這種現象常見於新科技產
業所帶來的嚴重副作用,或者是新藥物的副作用,兩者長
期被忽視卻無人留意,而且仍不停使用中。

　　人們常常追求新科技,但是新科技剛出來時,沒人知道
會有何副作用,也不會刻意去找;其副作用常常不會馬上
出現,同時也不容易找到關鍵證據。要等到長期使用,累
積的副作用大到無法忽視、問題大到令人注意時,才會爆
發出來。當新科技對環境的汙染問題等事件一再發生,人
類有足夠的經驗累積之後,人們才會看見新科技有巨大副
作用,此時才會了解到發展此科技該注意的事項。

　　相形之下,新藥物的副作用更容易被忽略。一個重要原

因，是發明新藥物的一群人或機構，對於研究新藥副作用並沒有動機，也不會主動去尋找證據。研究需要大量經費，就藥物的副作用而言，所有開發新藥的藥廠，皆不願意提供經費去尋找新藥副作用。畢竟沒有人願意花錢傷害自家辛苦研發出來的新藥，所以通常只會在政府正式規範內，作有限度的研究。所有研究醫學的科學家，其論文當然是希望證明新藥有效，讓無藥可治的患者與診治醫師能懷抱希望，這樣論文才會引起注意。

由上可知，對於新藥的副作用，相關的人都沒有興趣，研究者也不願意鑽研。沒人願意花時間去證明新藥是否有副作用，也無一家機構願意對此提供研究經費。所以藥物的副作用，因為無人研究而不被彰顯；而有些藥物副作用，可能要連續使用一段時間後才會出現，更讓人不易察覺其因果關係。但是，這並不表示新的藥物沒有副作用，只是沒人去尋找證據而已。因此說，沒有證據出現，並不代表不存在。

副作用的證據，不容易被找到，這是副作用被忽略的另外一個原因。舉例來說，一般已知的止痛藥常見副作用是出現胃痛症狀，默克公司（MERK）因此研發出一種新的

止痛藥，在機制上，該止痛藥應該是比較不會造成副作用，因此是非常有潛力的藥物。默克公司依據美國政府法規，在人體實驗使用六個月以後，可證明其止痛效果不亞於傳統藥物後，申請並獲得美國政府食品藥物管理局（FDA）通過，上市販售。上市後立即熱賣，才上市四年，其一年銷售額是二十五億元美金。在二〇〇四年時，有一項大腸癌研究，企圖查看此藥是否能預防大腸癌。因為癌症預防照計畫至少要追蹤一年以上，這才意外發現新藥的副作用。使用此新藥的受試者，發生心肌梗塞與中風事件會增加，從平常每年每百人約 0.78 件數，增加到 1.5 件數。此預防癌症的藥物實驗因此提早結束，以避免危害受試者。論文發表後，大家才注意到此藥的危險之處。

到了二〇〇六年，美國大眾、科學界、國會，開始質問 FDA，最暢銷的藥物居然有潛在嚴重的危險性，為何 FDA 卻未能注意到❷？在傳統上，FDA 皆是依賴藥物上市後，依據使用醫師個人觀察到的個案事件，主動提出報告後，才會注意該藥物是否有危險，但是此方法效果不佳，常忽略危險的存在，而且無法精準算出藥物危險程度。默克新藥事件迫使美國相關部門檢討，最後修訂成文法案：「食

品藥物管理局修正案」（FDAAA）。

　　很多藥物常常是需要吃一輩子的。藥物是否安全，從默克公司的止痛藥例子，可以發現：有時候可能要服用一年以上，才會發現藥有副作用，這個副作用是容易被忽視的。「副作用易被忽視」，應該成為非常重要的觀念。許多人只因為沒有證據去聯想到它，就誤以為它沒有副作用，這是一般最常見的錯誤觀念。沒有證據時，並不代表有證據可說事件不存在；我們一定要仔細搜尋它的證據，經過努力搜尋仍找不到證據後，才能說是這事件不存在的證據。

　　另外一個醫學例子，是發生在癌症治療的研究上。在無藥可治療時，所有癌症治療的研究者，都期望能找到有效的治療藥物；但是許多癌症治療藥物的研究，在初步研究時發現無預期療效後，會中止研究計畫，也不會寫成論文發表之，因此無法令人注意到該藥的無效性。但是後來因為巧合或其他原因，在眾多研究者裡，偶而某研究者會得出有效的結果，他據此研究結果發表成論文，會因此被科學界誤為找到此癌症的有效藥物。常常是此藥在上市而且大量使用後，大家才會發現無效的證據，這又是一例說明「無證據不等於不存在的證據」。目前癌症治療的研究規

定（在注意到此現象後），開始要求研究者，在開始研究前就必須註冊，說明其研究計畫；以後如果未被發表，所有人也可利用其註冊紀錄，了解此藥無效未被發表，而不會只依賴有發表的證據了。

當二〇二一年台灣社區內開始爆發感染新冠病毒的群聚事件，此時最先爆發的是北部某市，但該市市長卻以個案數少當作藉口，而不去調查、隔離，也未去調查無症狀的病例。儘管已知的個案只有少數，但這並不代表病例案數就少。即使後續爆發更多案例，該市市長及副市長皆未積極處置，這就是典型的迷思，許多尚未發病的案例，不去詳細疫調，並不代表案例就不存在。

此外，無證據並不等於無此事，也出現在貪汙大量金錢的政治界。一個人竊取或強奪別人財產時，因為有受害者會報案，大家會注意到此竊盜或搶奪事件；但是政治人物利用其職權，竊取全民財富時，因為無直接受害者現象，不容易被人注意，常被誤以為此人沒貪汙。此政治人物反而藉著挪用公產給選民小惠，在民間有好的名聲。司法檢調單位也因為此政治人物為當權者，不會輕易懷疑此當權者會經由利益交換，將公產賤賣給商人，以獲取巨大財富。

當權者做壞事不會被彰顯，因此易長期貪汙而不受罰。在中國歷史上，有一優良傳統，皇帝身邊皆有一位史官，記載皇帝的所有一言一行，而且皇帝無權力查看史官所寫的內容。要等到該朝代結束後，下一個朝代才可以檢閱前代史官所留下的所有歷史記載，替前朝編寫正式歷史，經由此制度，歷史紀錄才能呈現真相。

「希爾準則」對因果證據的指引

因果關係是如此複雜，而且需要不同背景條件的證據，才能夠引導人類找到正確的真相。所以，英國的流行病學學者希爾（Bradford Hill）提出了九項準則，說明要符合此九項條件的證據，才足以讓我們歸結出因果關係，是為「希爾準則」（Bradford Hill's criteria）。

第一個準則是「原因跟結果的關聯性要非常強」：出現此原因的時候，幾乎都應該能看到此結果，此相連性可用統計數字表達其強弱程度。在醫學界裡，譬如肥胖會造成糖尿病，但是肥胖跟糖尿病這個因果關係卻不是百分之百，所以常常必須用統計學數據去呈現關聯性強度。

第二個準則是「一致性」：這種因果關係在不同的時間、地點、觀察者，都應該會得到同樣的相關性。因此，肥胖會造成糖尿病這例子，這不只是在東方人可以看到的現象，應該在西方人也可以看到此現象，在古時候的人應該也能看到此現象，在後來的人應該也能看到此現象，而且是不同的研究者去研究的話，應該都會看到同樣的現象。

　　第三個準則是「特異性」：最好是只有一個原因造成一個結果，在這種情況下，因果關係就可以非常的明確，只是這個條件在真實世界裡面，反而是比較少例，大多都是多重因素的。在糖尿病裡，原因除了肥胖，尚有其他可能的原因。

　　第四個準則是「時序性」：必須先有原因出現，才能看到結果。這種時間上的差距是最重要的因果證據，只要違背此條件，就可以被推翻掉。譬如，要先看到有人出現肥胖現象以後，才看到他後來出現糖尿病，這是肥胖造成糖尿病的時序性證據。但麻煩的是，當他變胖的時候，如果沒有去檢查是否有糖尿病，過了幾年後才發現病人有糖尿病，這時候就不知道是當初糖尿病在肥胖前就已出現還是在肥胖後才出現，所以必須蒐集這種時間落差的證據。

第五個準則是「生物學上的程度差異」：如果原因出現的機會越多，那應該產生結果的機會也越大，應該有這樣的因果關係；或者是原因的份量越大的時候，越容易造成結果。譬如，抽菸可以造成肺癌，但如果是每天只抽一根菸、連抽三天，那還不至於造成肺癌；必須是每天至少抽半包或一包菸，抽個三十年、四十年以後，才容易罹患肺癌。當然，如果每天抽兩包菸的人，可能時間會短一點就發生肺癌。如果確實是這樣子，才能說肺癌和抽菸兩者有因果關係。

第六個準則是「生理上合理的解釋以及機制證據」：許多原因造成什麼結果？這中間是經由什麼機制？是否已經有機制的研究，可以合理說明彼此有因果關係？例如，肥胖可以造成糖尿病，目前已經有許多機制研究，為何肥胖會造成糖尿病的因果關係，證明這些機制以後，就可以當作是肥胖可以造成因果關係的另一個重要證據。

第七個準則是「協調性」或「一致性」：證據必須跟其他已知的事實相符合。如果因果關係的解釋會違背已知的其他事實或證據時，就不能結論有因果關係。所以真正能解釋因果關係的說法，應該能解釋每件現象，而不是有違

背的現象而不去理會。例如要判定某人咳嗽是因為結核病所造成的現象，則應該在此人身上同時出現結核病所應有的其他現象，包括逐漸消瘦、胸部攝影的一致性變化等。

第八個準則是「實驗上的證據」：我們利用實驗，可以去預測與改變結果。有這個原因以後，我們預測它會發生什麼樣的結果，可以利用實驗來驗證預測事件。把原因拿掉以後，可以減少結果的出現，也可以用實驗去求證，這就是實驗上的證據。譬如，如果抽菸可以造成肺癌，所以戒菸後得到肺癌的機會就應該減少；如果肥胖可以造成糖尿病，一個原本體瘦的人，體重一旦開始迅速增加變得肥胖時，我們就能預測他會得到糖尿病；一個肥胖的人減肥以後，他原本有的糖尿病，理論上應該會減少或是消失，這在醫學界裡面都已經有證據。所以目前對於過度肥胖，無法靠自己意志力去控制飲食者，或者是無法運動而減肥的病人，醫學上會採用胃部切除術方法，限制一個人的胃容量，自然食量會減少，造成體重迅速下降。而這種手術後來被證實，是可以減少糖尿病發生機率的，甚至糖尿病可以減少藥物量到不需要吃藥的控制程度。

第九個準則是「相似性」：一個因果的現象，除了在人

身之外，應該在動物研究上也可以看到類似的情形存在。
孔子曾要求其學生利用「相似性」，擴大學習能力，以增
進因果關係的領悟，因此曾說：「不憤不啟，不悱不發，
舉一隅不以三隅反，則不復也。」能夠「舉一反三」，提
出「相似性」準則，才能證明證據的因果關係。

　　對於證據，希爾提出此九個條件，理想是九個條件全部
具備，以為因果關係作結論；但是在真實世界裡面，要蒐
集這九項條件是非常困難的，往往只能蒐集到其中部分條
件的證據。其中，第四項的「時序性」是最重要的條件，
若沒有此項條件，就可以完全否定此因果關係。

在時空上，出現證據的巧合

　　在這個世界上，發生了如此多的事情，因此在時空上，
就有機會發生巧合的事件。有人利用電腦程式去比對兩筆
不相關的資料，找到至少上萬個有趣巧合事件，因此成立
了一個網站，把所有正好巧合發生的事件放在稱作「虛假
相關（spurious correlation）」的網站上[3]。譬如，美國每年
上吊自殺的人數，其增加或減少情形與美國科技與太空研

究的經費的增減，呈現完美的一致性。另一個例子是，尼可拉斯・凱吉（Nicolas Cage）每年的拍片次數，與每年在游泳池意外淹死的人數，有完美的巧合一致性。但是，我們就會感覺出這不過是一種巧合而已，二者並不是真的有因果關係。

就像前舉的「例七」：甲是認真負責的縣長，只要有人通報違建且證明事實，他就會拆除違建房子。但是因為違建的人有這麼多，所以他常常有拆除工作的事件，這時候就會有巧合。有一次，他拆除到一個跟他競選下屆連任縣長的人的房子，這就會讓人產生不正當的聯想，認為他在打擊對手；但是事實上，他只是在執行平常他在做的事情。如果重複做一些事情，只要做的次數夠多，一定會發生一些巧合的事件，這也說明為何「希爾準則」是如此重要。如果有完整的資料蒐集，就會從不同角度看希爾準則。這時若有記者沒有蒐集完整資訊，就會產生錯誤的聯想結論，誤認為打擊對手是縣長下令拆除房子的原因。

蒐集資訊有兩輪：第一輪必須「系統性」

為了能夠查明真相，而不會發生上述失真的情形，蒐集資訊必須有兩輪，第一輪「蒐集資訊」必須是系統性的，而且不能有既定方向性，不能有主觀成見。就像「例一」的警察，不能直接認定張三是偷竊珠寶的嫌疑犯，而只調查張三卻不調查其他人。當婦女向警察報案，說她的珠寶不見時，這時警察應該要有個系統性的詢問：了解發生經過、報案者是如何發現珠寶不見的？此婦女記憶中仍看到珠寶是多久前的事？在哪裡發現的？甚至要完整的蒐集，有誰知道她家有這個珠寶？也需詢問有關此婦女記憶能力的資訊；也許她只是一位失智症患者，記不得將珠寶放在何處，所以找不到珠寶，而不是失竊；當然警察也需要去現場調查，而且必須有一個標準蒐集資訊的流程，可讓他有系統性的蒐集資訊，而不至於受一己意見的干擾。如果一開始就選擇性的蒐集資訊，那就注定永遠找不到真相了。即使標上一個好聽的名詞「重點蒐集」，也只是自欺欺人，永遠無能力找到真相。

　　同樣的，醫師也是需要有系統性的詢問所有重要資料，才能正確判定一個患者為何罹病？醫師必須了解患者的症狀性質是什麼？有多嚴重？症狀初期出現有多急劇性？已

經存在多久了？發生在身體的哪個部位？什麼情況下會加重？什麼情況下會減輕？症狀出現的頻率有多頻繁？症狀後續進展是逐漸惡化、持平或減輕？皆必須逐條問，每一位患者都是照此標準提問，以確保沒漏失重要資訊。

譬如疼痛的症狀，其性質是刺痛或悶痛，代表不同的組織病變；痛的部位則代表不同的器官，疼痛有多嚴重，也代表不一樣的疾病。同樣的胸痛，心絞痛只會持續十分鐘，但是心肌梗塞卻會超過半個小時，持續不消失。胸痛的嚴重度，如果是劇痛，可考慮主動脈剝離或心肌梗塞，但是，可忍受的胸痛就可考慮是其他疾病所造成。如果是關節、骨骼肌肉造成的疼痛，一動到、摸到的時候就會痛，但是不動的時候可能會比較好；心臟血管的疾病在運動時的缺血會比較嚴重，在休息時會比較減緩，但若是已經進入到心肌梗塞的時候，即使病人不動也是會痛的。在第一輪的蒐集資訊裡，因為不能有固定方向，什麼可能性都必須考慮，所以在症狀方面，醫師必須要問許多有關症狀的細節，以完整蒐集資訊。

在造成疾病的原因裡，第一輪也必須完整的蒐集資訊。必須蒐集家族史，讓我們了解家族哪些成員生了什麼病，

以判斷有沒有遺傳的疾病；患者跟誰住在一起，以判斷有沒有傳染的疾病；患者職業會接觸到什麼人或物，以判斷有什麼致病因素；譬如，長期在聲音很大的工作場合工作，就能判斷他可能會有聽力喪失的問題；如果每天都要搬運四十公斤以上的重物，他可能會有脊椎或關節受傷的疾病；醫師也必須詢問病人有哪些嗜好，常見會造成疾病的不良嗜好，包括抽菸、喝酒、吃檳榔，這些造成疾病的原因，其使用量的調查甚至必須要精準。醫師還必須詢問病人，平常服用哪些藥物，以查明是否有因藥物而造成的疾病。

因職業因素曝露在有害環境，或有抽菸、喝酒、吃檳榔等習慣、且因使用量的多寡，而與疾病產生相關性。譬如病人一天只抽一根菸、總共只抽三天，當他出現咳嗽時，醫師們並不會因此就當作他有肺癌的可能性；可是如果他每天抽一包菸，而且持續抽了四十年，此時出現咳嗽的時候，醫師們就要考慮他有沒有肺癌的可能性；這些資訊蒐集要非常的完整，是沒有成見且有系統性的；如果一開始就有方向性的蒐集，就會出現偏差，人為主觀所蒐集到的偏差資訊，會導致判斷錯誤而無法發現真相。

人類會出現「確認後偏差」，若在第一輪蒐集資訊時就

產生主觀成見，即使蒐集到的資訊是違背先前想法的證據，我們也會忽視眼前證據，反而更加重蒐集只對我們的意見有支持效果的證據，這樣就失去蒐集資訊的意義了。

系統性的蒐集，由於什麼可能性都要考慮，所以會花費較多功夫；但是方向性的蒐集只要二、三項資訊，可能就能直接當作證據並下結論，因此許多人喜歡走捷徑，採用此種先入為主的蒐集資訊，再加上，我們有確認後偏差的先天機制，以至於自己無法發現錯誤。

例十：有一位獨居老人，平常三餐自理，某天在家裡跌了一跤，導致腰椎關節疼痛無法起床，沒有辦法下廚，只能將就吃冰箱內剩下的食物果腹；一個月下來骨瘦如柴，到最後因為營養不良，咳嗽也沒有力量，造成抵抗力衰弱而產生肺炎；某天鄰居來探望他時，意外發現他生病，才將他緊急送醫。送到醫院時，發現病人有咳嗽的症狀，在胸部聽診有一些肺炎的變化，在胸部 X 光攝影可以看到肺炎的變化，因此以肺炎的診斷送住院治療，住進了專門收肺炎患者的胸腔科病房。

有位醫學院實習生詢問患者症狀與為其檢查時，因為患

者是住在胸腔科病房，因此學生只著重於肺炎的變化，沒發現患者營養不良的許多現象，縱使他四肢骨瘦如柴，臉頰凹陷，整個胸部皮肉都凹下去，根根肋骨明顯地突出，也沒留意此現象。

當我們在系統性蒐集資訊時，絕對不能先有方向性的主觀成見，否則我們沒有辦法發現真相。就像此例的患者，即使用藥把肺炎細菌殺死、治好了，回家以後，接著還會發生第二次、第三次的肺炎；因為第一次的肺炎治療，並沒有真正解決掉他的問題。所以，蒐集資訊，第一輪絕對是系統性，不能是方向性。

蒐集資訊有兩輪：第二輪有「方向性」

在第一輪蒐集資料後，還要再第二次的蒐集資料。這第二輪的蒐集，和第一輪有所不同，兩者分別如下表：

資料蒐集	第一輪	第二輪
原則與特點	全方面的蒐集	重點深入的尋找
主觀想法	禁忌	必須
蒐集方式	系統性逐項蒐集	「假說→演繹」模式
最終目的	資料的完整蒐集	資料的完整蒐集

在做完系統性的資訊蒐集後，仍有可能漏掉關鍵的資訊，但是已有初步資料可分析，因此有初步的想法、解釋；此時可根據此想法的引導，有方向的尋找證據，這就是第二輪的資料蒐集。第二輪資料蒐集的目的，是尋找到關鍵性的資訊，以補齊第一輪資料蒐集所遺漏資訊。例如在第一輪的資料蒐集，不會詢問別人性行為的個人隱密資訊，但是在第一輪的蒐集資料後，若覺得他的疾病有可能是性病，但是不能確定，這時就會去詳細詢問他的性行為。

以「例一」婦女報案珠寶不見為例，經過第一輪蒐集證據後，警察如果覺得「隔壁張三」有可能是竊賊時，便會約談「隔壁張三」，詢問關鍵問題。例如會問，珠寶不見的那一天，「隔壁張三」人在何處？他是否能提出不在場證明？如果「隔壁張三」可提出當天不在場的證明，那麼「隔壁張三」是竊賊的可能性幾乎為零，此釐清可修改警察的調查方向。

第二輪有「方向性」的蒐集資訊：「尋找關鍵資訊」，其目的是將任何有可能代表真相的解釋都找齊。例如一個失竊案，經過初步蒐集資料後，發現當天下雨，失竊現場竊賊留下兩個不同的鞋印，經分析可判定腳掌大小與竊賊

身高，此時就可去資料庫查詢，兩人共同作案的慣竊有多少？符合此身高的嫌疑犯可能有幾組人馬？各自姓名為何？不同的初步資訊，可能可提供不同的嫌疑犯資訊，例如鞋印會提供廠牌、鞋子種類資訊，那就可去失竊現場，擴大搜尋同廠牌、同種類鞋子的足跡來源。目的是找齊嫌疑犯，不要讓真正竊賊成漏網之魚。對於尋找真相而言，第二輪有「方向性」的蒐集資訊，就是不要漏掉可代表真相的正確解釋，因此所有合理的解釋，都必須找出來，這是第二個目的。

這些更關鍵性的資訊，通常是蒐集者能有證據、以提供進一步想像空間，才有可能蒐集到的證據，否則是無法蒐集到的。所以，在第一輪蒐集資訊完畢後，根據合理的解釋會推想，必須再做第二輪的蒐集，去尋找關鍵證據，以釐清初步解釋的合理性，或找到更多的合理解釋。

例十一：一名患者，因為發燒、全身肌肉無力、食不下嚥，於是被緊急送醫。送醫後被當作一般肺炎與細菌感染，經過抗生素治療後，病況改善而出院。但時隔沒幾天，患者又因同樣的現象而住院。醫師如果照一般人的模式，只

蒐集第一輪資料後，通常會當作病菌感染下診斷，而錯失真相的掌握。如果經分析，思考另一種可能會是夏天中暑，就會去查詢當天氣溫有多高？同時再去詢問患者當天發病前的活動，是否整天曝露在大太陽下？

　　第二次住院，經第二輪有方向的蒐集後，得知當天氣溫達攝氏 40 度，也問出患者在發病那天的活動。兩次住院，發病前患者皆是整天在大太陽下工作，於田裡噴灑農藥；他為了防範農藥中毒，穿著雨衣工作一整天，汗濕透全身。整天工作下，只匆忙喝水解渴，中午也未躲在陰涼處吹風。工作完回到家，開始發高燒、全身肌肉痠痛無力、食不下嚥，於是被緊急送醫；在第一輪的蒐集資訊後，醫師們未注意到患者曾經受到強烈高溫的陽光照射、也沒機會乘涼、充足喝水、排汗。如果只看患者的症狀，像是很嚴重的細菌感染。第一次住院，醫師盲目排檢查就是找不到細菌感染部位。第一次住院能好起來，並不是因為醫師的治療而好起來，是因為在病房裡吹冷氣，熱氣消除後，自己好起來的。如果醫師犯了選擇後的盲點，以及確認偏見，這時仍然會將患者當作細菌感染而用藥；但是如果有第二輪蒐集資訊之良好習慣，就會先思考，除了細菌感染

是否還有其他可能性？這時候只要再詢問他生病那天做了哪些事情，往往就會很快抓到問題所在，而正確診斷為「中暑」。事實真相是，此病人因為整天曝曬在大太陽下，又穿著雨衣無法通風散熱，造成中暑。後來在醫院只是吹冷氣、休息一個晚上，沒有任何的藥物，第二天就完全復原。所以常常找到真相才有辦法解決問題。

真相的第一步，蒐集資訊是關鍵，必須分兩輪；先要沒有主觀成見，只是系統性地蒐集。蒐集到完整證據後，然後再第二輪，特意的蒐集關鍵證據，但是因為有清楚導向，很容易去找出隱而未見的關鍵證據。此蒐集方向，著重與因果關係有關的證據，依循因果關係而深入調查、尋找資料，一直到找齊因果關係的證據為止。

實驗的意義

如果要發覺真相，第一步蒐集資訊是非常關鍵、也是所有成敗的基礎，那麼我們必須面對一個問題，常常無法蒐集完整資訊時該怎麼辦？其中有一個方法是，利用實驗尋找更多資訊及證據，這是一種最常見的方法。

一九四〇年代時，肺癌比例相當多，流行病學家理查・多爾（Sir Richard Doll）想知道究竟是什麼原因造成肺癌這麼多，因為資訊不足，他只好去做問卷調查，搜尋完整的資訊[4]。在醫學上常用的方法就是個案對照組，他把得到肺癌的人跟完全沒肺癌的人分為二組，但是皆同樣調查他們平常接觸的是什麼、他的職業、工作接觸、年齡、性別、嗜好、是否跟基因有關？這樣經過調查以後，可以比較二組人接觸的東西有哪裡不同；利用比較以後，理查・多爾發現，「抽菸」是兩組差異最大的地方；有肺癌的這組，抽菸的比例比起沒有肺癌的這組高很多，於是得到抽菸與肺癌有關的假說；個案與對照組的調查，這就是一種資訊的蒐集。

當然，不同實驗可以提供不同的意義，譬如前述的理查・多爾的初步實驗，一九五〇年發表在《英國醫學期刊》（*British Medical Journal, BMJ*），這是在不知道原因下所採用的方法。經過第一步的問卷調查，理查・多爾發現得肺癌者，除了抽菸因素，其他因素皆與沒肺癌者相似，他接著再做第二輪的實驗。此時理查・多爾已經有方向，因此針對沒有患肺癌的那組人，再分別出抽菸與不抽菸的人

開始長期追蹤。

　理查‧多爾對於抽菸者，也同時找到各方面條件完全一模一樣的不抽菸者，當作對照，兩組人只有抽菸這個條件不同。兩組人皆作長期的追蹤，他追蹤四十年、五十年後，分別發表論文；他在長期追蹤後證實，抽菸的確會造成肺癌，因為這些一開始抽菸而沒患肺癌的人，經過幾十年追蹤後，罹患肺癌的機率在抽菸後所占的人數比例越來越高，相對於不抽菸的人差異相當大。他藉由這個研究甚至發現：抽菸不只會造成肺癌，而且會出現冠狀動脈阻塞以及各種其他的疾病，所以這是兩種不同的實驗。

　實驗目的是為蒐集資訊，但有時候根據不同目的，要蒐集的資訊會有所不同，有的是因應一開始資訊不足所需蒐集的資料與方法，有的是已經有足夠資訊、可能有方向了，要做最後一次確認所蒐集的資訊。前者不可以有主觀成見，後者是認定此因果關係而作求證，必須有此兩輪的資料蒐集，才能真正發現真相。

註釋

❶ John T. Wixted, Laura Mickes, John C Dunn, Steven E Clark, and William Wells. Estimating the reliability of eyewitness identifications from police lineups. *PNAS* December 22, 2015. 201516814; published ahead of print December 22, 2015.

❷ Jerry A, Aaron K, and Ameet S. The FDA Amendments Act of 2007 — Assessing Its effects a decade later. *New England Journal of Medicine*. September 2018 Perspective.

❸ Spurious correlation 網站，網址：https://tylervigen.com/

❹ Richard Doll and Bradford Hill. Smoking and carcinoma of the lung. *British Medical Journal*. 1950; September: 739-748

Richard Doll. Mortality from lung cancer in asbestos workers. *British Journal of Industrial Medicine.* 1955; 12: 81-86

Richard Doll and Bradford Hill. Lung cancer and other causes of death in relation to smoking. A second report on the mortality of British doctors. *British Medical Journal*. 1956; November: 1071-1081

Richard Doll. Cancer of the lung and nose in nickel workers. *British Journal of Industrial Medicine*. 1958; 15: 217-223

Richard Doll and Richard Peto. Cigarette smoking and bronchial
carcinoma: dose and time relationships among regular smokers
and lifelong non-smokers. *Journal of Epidemiology and
Community Health.* 1978; 32: 303-313

PG Smith, and R Doll. Mortality among patients with ankylosing
spondylitis after a single treatment course with x rays. *British
Medical Journal.* 1982; 284 （13）: 449-460

Richard Doll, Richard Peto, Keith Wheatley, Richard Gray,
Isabelle Sutherland. Mortality in relation to smoking: 40 years'
observations on male British doctors. *British Medical Journal.*
2004; 328 （7455）: 901-911

Richard Doll. Hazards of ionising radiation: 100 years of observations
on man. *Journal of Cancer.* 1995; 72: 1339-1349

Richard Peto, Sarah Darby, Harz Deo, Paul Silcocks, Elise Whitley,
Richard Doll. Smoking, smoking cessation, and lung cancer in the
UK since 1950: combination of national statistics with two case-
control studies. *British Medical Journal.* 2000; 321: 323-329

• 6
分析資料與
尋找新證據

推理方法

在分析資料的時候，需要運用到各種推理邏輯，以產生所有可能的解釋，這些推理邏輯運用，包括基本的「歸納法」、「演繹法」、「外展法」三種，以及各種混合的方法。例如，看到一隻烏鴉是黑色的、看到第二隻烏鴉也是黑色的，連續看了十幾隻烏鴉也都是黑色後，就能使用「歸納法」，歸納出「全天下的烏鴉都是黑色的」，此種歸納法叫做「簡單歸納法」，好處是很快就可以得到新的結論。

也有比較複雜的其他歸納法，例如，若我們想知道台灣有多少人是老師，只要取樣某個區域、取樣一個縣市，或是每個縣市取樣十位居民，總共取樣一百位居民後，調查這一百位居民裡面，統計出有多少人是老師，得到的百分比就可以放大，換算出台灣有多少位老師；這種利用樣本調查去做推演放大，也是一種歸納法，叫做「以樣本為基礎的歸納法」，這是統計學上流行病學常用的調查方法。

至於「演繹法」，例如數學或是幾何，都是在一個嚴謹的、已經設定的公理或公式之下，運用各種邏輯去推演。邏輯運算（即下述之布林邏輯）：「或」、「且」、「若⋯⋯則⋯⋯」、「非」，這四種關係之邏輯運算，可進一步導出許多現象。

由於邏輯推演的方法非常嚴謹，因此不會出錯；但是「演繹法」無法得知新的知識，因為所有已知的知識，都已經一開始就在所涵蓋的公理、公式定義之內，但是「演繹法」能幫助我們看見隱藏的資訊。例如，解數學方程式，可解答未知數；利用邏輯演繹就能找出隱藏的答案。演繹法雖然無法創造新知識，但是嚴謹總不會錯。

第三個常用的推理方法為「外展法」，就是：「如果不

是這樣的話，就找不到其他好的解釋了。」這是一種直覺的解釋，例如，王先生與張小姐皆是你的好朋友，你也知道王先生與張小姐是親密的男女好友，你知道他們每天早上都會一同晨跑，有一天他們吵架分手了，從此不再一起晨跑，在公園上再也看不到他們共同晨跑的蹤跡，你也知道此事。某天突然有人告訴你，他昨天看到王先生與張小姐一起晨跑，你會如何下推論？利用歸納法或演繹法在此情形下都無法得到結論，但是，「外展法」就是一個最好的解釋方法，讓你能推理出他們一定是和好了，否則不會又在一起晨跑。因此「歸納法」、「演繹法」和「外展法」各有其優缺點，必須交叉運用在適當情境。

歸納法能從少數已知的知識創造出新知識，但缺點是常常出錯。例如連續看了十幾隻烏鴉都是黑色後，歸納出「全天下的烏鴉都是黑色的」；但是看到第一百隻烏鴉時，才發現居然有白色的烏鴉。演繹法則不會出錯，但是常需要借助合理的前提假說。外展法為自覺下意識地解釋，常受人主觀意識影響，更容易犯錯。但是，好處是可迅速得出合理的解釋。

因此三種推理方法各有其優缺點。歸納法可以得到新知

識，但容易出錯；演繹法無法得到新知識，在單純小格局內，不易出錯，但是在複雜世界裡，仍有可能因巧合而出錯。外展法憑經驗，常常可迅速得到最合理的解釋，但是最合理的解釋，並不能保證是正確的解釋。

推理也可綜合各種推理法，交叉運用三種不同的基本推理方法，而創造出好的推理方法。例如可利用「歸納法」或「外展法」產生一種假說的解釋後，再用此假說為依據，進一步用「演繹法」去推演、求證，此種方法稱之「假說演繹推理法」（hypothetico-deductive reasoning），是一個常用而且會得到重要結論的好方法。後述韓培爾（Carl Gustav Hempel，1905－1997），將此假說演繹推理法，進一步衍伸，提出「演繹定律模型」（Deductive-Nomological Model，D-N 模型）。他提出，在一個簡單的通用條件設定下（通常是知識、理論），看看前提證據有哪些，而決定是走哪一條演繹路線，進而得出結論，這也是電腦常用的一種「演算法」（algorithm）。

韓培爾的推理架構，推出後形成極大迴響，後續有學者發現，D-N 模型仍然有其缺點，在多重原因的事件裡，會產生錯誤結論；在隨機世界裡，也無法避開一連串巧合

所造成的事件。韓培爾自己就再推出「歸納統計解釋」（Inductive-Statistical explanation），簡稱為 I-S 模型（I-S model），以區別於 D-N 模型，同時合併兩者，以企圖說明如何找真相。但是兩種模型，皆能找到反證其不恰當的例子[1]。後續學者又發展出各種推理架構，例如「大自然法則」（the role of laws）的架構[2]，此架構下包括 Mill-Ramsey-Lewis account 的「最佳系統理論」（the best system theory）。其他推理架構例如衛斯里·薩爾蒙（Wesley Charles Salmon，1925－2001）在一九七一年提出的 SR 模型（statistical-relevance model）[3]，嘗試用統計學架構解釋科學的推理，但是薩爾蒙後來也發現此理論架構有缺點[4]。

每個探討「科學的哲學」觀之學者，皆遇到十八世紀的荷蘭大哲學家大衛·休謨所面臨的同樣困惑，他的《人類理解論》這本書，提出著名的困惑觀念：「人類是如何得到知識的？」休謨感覺出人類得到知識的推理方法，似乎漏洞百出，此困境到了二十一世紀，至今仍然存在，挑戰著所有的「科學的哲學」研究者。

不論是哪一種複雜的推理架構或各種結合，皆只能當作解釋，不能當作推論法。分析資料時，可以產生各種解釋，

解釋無論對錯都無所謂，因為對真相的正確解釋，需要等到產生很多解釋以後，再用最佳解釋的推論法來確定最後的結論——到底真相是什麼？「最佳解釋的推論」不能用在分析資料，它是用在「對真相的歸納」時才能用的。

在分析資料時，還可用其他推理方法，例如「類比法」。假設我們想知道人的心臟到底如何運作，但我們無法直接看到人的心臟，因此就可以利用動物觀察，而推想人的心臟如何運作。在動物實驗的觀察下，可以開胸觀察其心臟跳動的情形，也可以將心臟切取一塊組織來做化驗，將觀察動物的結論延伸到人類，這是利用類比關係做推理，一樣可以得到解釋。

分析資料時，也可以利用電腦模擬，將許多已知的複雜數據輸入，利用已知的知識邏輯架構，讓電腦自動計算，經過繁複的計算後，自動得出結論。譬如我們對氣象的預測、對許多天災是否會發生等，都可以利用電腦模擬去預測它會發生的機率。

產生那麼多的各種解釋，即使彼此衝突也沒有關係，因為最大的目的，就是要產生許多的解釋；所以，要運用各種不同的推理和邏輯分析的方法，盡量找到所有可能的解

釋，這樣才不會遺漏對真相的解釋。

分析資料時，利用邏輯解釋，可以只採用少數幾樣資訊及證據就直接得到一個解釋；對於其他證據，則用另外的邏輯得到解釋；這些解釋不用擔心它們彼此是否一樣，盡量地把每個資料都能做各種可用的邏輯推理，解釋出來後，再把所有的解釋收集在一起，才有辦法進行下一步「最佳解釋的推論」，找到正確的解釋。

邏輯論證法則——三段論

例一：一位學生在課堂裡學到的知識是：心臟衰竭的病人會出現呼吸困難。有一天他在病房實習時，來了一位呼吸困難的病人，他立刻排定各種心臟的檢查，包括心臟超音波、心導管檢查、運動心電圖。請問，這位學生的邏輯哪裡出錯了呢？

邏輯論證裡面，有一個常用的模式叫做「三段論」，此三段論分為三個命題，每一個命題都是一條敘述句。第一段和第二段命題叫做「前提」，第三段命題叫做「結論」。譬如，所有的人類壽命都有限，蘇格拉底（Socrates）也是

人類，所以蘇格拉底的壽命也有限，這就是三段論的命題。第一段命題「人類壽命有限」，第二段命題「蘇格拉底是人類」，如果前兩個命題前提都是真的話，就可導出第三段命題的結論：「蘇格拉底的壽命也有限」。

如上例，如果有心臟病，就會呼吸困難。p 指心臟病，q 指呼吸困難，因此可以寫作「若 p 則 q」的第一段命題。如果同時看到心臟病的病人，這是當作第二段命題「p 存在」，那我們就能下結論，此病人會有呼吸困難（q 存在）。這種「若 p 則 q」同時出現 p，則第三段命題推論出 q 的推論方式叫做「正前律」（modus ponens）。人類非常習慣「正前律」的情境，可以輕鬆推論出結果，但是，碰到逆命題或者反命題的形式時，就會常常出錯。

所謂「逆命題」就是：第一段命題「若 p 則 q」，第二段命題「q 存在」，第三段命題對於心臟病 p，能夠得出什麼結論呢？結論是「p 存在」或者「p 不存在」都是正確的。在此例，我們知道心臟病的人會出現呼吸困難，同時看到一位呼吸困難的病人，我們無法推論出病人是否有心臟病，他也有可能是肺臟疾病或肌肉無力呼吸，產生呼吸困難的症狀。但是，一般人卻習慣會結論出這個病人有

心臟病，而犯了邏輯上的錯誤，所以這個學生會安排各種心臟病的檢查，腦中認定這病人有心臟病，卻沒想到肺臟疾病或者呼吸肌肉無力，也都會造成呼吸困難。

「反命題」的情形是指：「若 p 則 q」第一段命題存在，同時「p 不存在」時，我們對於 q 可以推論出什麼呢？正確的推論是，「q 存在」或「q 不存在」，兩種情形都是正確的結論。例如，我們知道心臟病的人會出現呼吸困難，當我們知道這個病人沒有心臟病的時候，無法知道他是否有呼吸困難。「反命題」也是人類不習慣的推理，人類若碰到需用「逆命題錯誤」（Converse Error）或者「反命題錯誤」（Inverse Error）的思考情境時，常常會出現錯誤。

人類另一個不習慣的思考邏輯是「負後律」（modus tollens）；負後律的三段論是指「若 p 則 q」與「q 不存在」的前提下，應該要得出「p 不存在」的結論。這是一個追尋真相時很好用的思考邏輯，可以省掉走許多不必要的冤枉路；但是未受訓練的一般人，不習慣「負後律」的思考邏輯，就會走許多冤枉路。在福爾摩斯探案的故事裡，有一次某住宅內，在黑夜裡發生主人被殺害案件，此受害者有養狗。當福爾摩斯與他的助手華生在聊及此案時，華

生就認為兇案當晚應該並未發生任何不尋常的事，因為鄰居皆未聽到狗叫聲。但是福爾摩斯卻回答，這不是很奇怪嗎？發生事件應該要聽到狗叫聲，但是此案事發時刻，卻是安靜無聲。這就是運用「負後律」的思考邏輯。

例如，一位病人發燒求醫，如果醫生想要了解此病人有沒有心臟病，可以詢問病人平常是否有呼吸困難。如果病人回答平常沒有呼吸困難，醫生就可以放心下結論，這個病人沒有心臟病。同理，醫生想知道這個病人的發燒是否來自肺炎，如果前提是，所有肺炎的病人都會咳嗽，醫生就可以問病人是否有咳嗽症狀，如果病人答覆：「發燒這段期間並沒出現咳嗽症狀。」醫生就可以下結論，此病人的發燒並不是來自肺炎。這種推理邏輯就叫做「負後律」。所以前述學生對於呼吸困難案例的邏輯，犯了一個錯誤：如果心臟衰竭則會出現呼吸困難，只能推論出沒有呼吸困難的病人，沒有心臟衰竭；但是卻不能推論出此呼吸困難的病人有心臟衰竭。

布林邏輯（Boolean logic）

布林邏輯運用的是：「或」、「且」、「若……則……」、「非」。這四種關係的邏輯運算。這四種邏輯的各種結合，在推理思考、電腦演算，皆是重要的運用邏輯。

- 在「A 或 B」的情形下，表示只要 A 或 B 中有一個是對的，這句話就是對的。

- 在「A 且 B」的情形下，則必須 A、B 兩者都是對的，這句話才是對的。

- 在「若 A 則 B」的情形下，只有在 A 是對的，B 是錯的時候，這句話才是錯的；在其他情形下，「若 A 則 B」這句話都是對的。例如在「非 A」的情形下，無論 B 是否對錯，「若 A 則 B」這句話都是對的。

- 任何一句話前面只要加上「非」，則對的會變成錯的、而錯的則會變成對的。

表 1：「或」的運算

前提		運算子	整句真偽	舉例
A 真	B 真	或		蘇格拉底是希臘人或者是男性
A 真	B 偽	或	（A 或 B）= 真	他或者說實話或者是在說謊
A 偽	B 真	或		
A 偽	B 偽	或	（A 或 B）= 偽	蘇格拉底是華人或者是女性

表 2：「且」的運算

前提		運算子	整句真偽	舉例
A 真	B 真	而且	（A 且 B）＝真	蘇格拉底是希臘人而且是男性
A 真	B 偽	而且		他年齡 20 歲同時他也是 70 歲
A 偽	B 真	而且	（A 且 B）＝偽	
A 偽	B 偽	而且		蘇格拉底是華人而且是女性

　　可試著驗證，［非（A 或 B）］＝（非 A）而且（非 B），例如：「他明天或後天會送貨給你」這句話的反面，等於「他明天不會送貨給你，而且後天不會送貨給你」。

表 3：「若……則……」的運算

前提		非 A	非 B	若 A 則 B	若（非 B）則（非 A）
A 真	B 真	結論偽	結論偽	結論真	結論真
A 真	B 偽	結論偽	結論真	結論偽	結論偽
A 偽	B 真	結論真	結論偽	結論真	結論真
A 偽	B 偽	結論真	結論真	結論真	結論真

　　如果用這種對錯關係來做驗證的話，就可以證明「若 A 則 B」這句話等於「若（非 B）則（非 A）」這句話。

同樣的推論也可以證明：「若 A 則 B」這句話，等於「（非A）或 B」這句話，讀者們可試著證明看看。舉例來說，「若心臟衰竭則會呼吸困難」這句話，等於「沒有心臟衰竭或者有呼吸困難」這句話。

演繹定律模型（Deductive-Nomological Model）

「演繹定律模型」是韓培爾於一九六二年所提出的[5]，他認為科學家要尋找真相時應該用此種科學方法。所謂的「演繹定律模型」包括三種情形，第一個情形，必須先要有一般性的定律（即一般法則）；第二種情形，需要一個特定解釋的現象；第三種情形，利用解釋性的申明來解釋此現象。

例二：你今天早上要出門的時候，看到一群孩子在附近丟石頭，等到下午回到家時，發現你家窗戶破掉了，你是否可以下結論說窗戶是被早上的那群孩子丟石頭打破的？

關鍵是如何推演因果關係。如果利用韓培爾的「演繹定律模型」，必須有三個條件。第一個是必須有一般性的定

律（法則）存在，「石頭丟到窗戶會造成窗戶被破壞」是一定要存在的現象；只要用石頭丟窗戶，窗戶就會破掉。第二個是需要有一個解釋的條件，早上出門時窗戶沒破，但下午回家時卻看到窗戶破掉了，這該如何解釋？第三個，運用一般性的法則去解釋，最有可能就是附近的孩子在丟石頭的過程中造成此窗戶破掉。這看似是個非常完美的一種模型，很多法學界常常會拿來運用，所以有人翻譯成「演繹法學模型」；但是，之後卻會逐漸開始出現問題。事實上是在你離開的這段期間，一位父親帶著孩子在街道旁丟棒球與打棒球，結果是打出的棒球擊破你的窗戶，而不是先前在附近丟石頭的孩子造成窗戶破損；利用韓培爾的「演繹定律模型」就會得出錯誤的結論。在資訊不足的時候，只用少數的資訊就下定論，就常常會出錯，這是韓培爾的「演繹定律模型」最大的漏洞。

在法學上運用韓培爾的「演繹定律模型」而出錯的另一種常見情形是判決是否疏失。在台灣判決疏失，引用的條例是「該注意而未注意」；根據韓培爾的「演繹定律模型」，第一條這種情境該注意的事項，並沒有一個「科學性的定律」可依據，而是依據自由心證，因此引用韓培爾的「演

繹定律模型」來判決「職業疏失」或「職業過失」，往往令人無法心服，而且遇到不同法官時，往往會判決相反。

例三：一位胃部潰瘍的病人出現黑色糞便的現象來求診，有經驗的醫師很快就會想到是胃或者是十二指腸出血造成，此病人經過抽血檢查發現有嚴重貧血，胃鏡檢查也確實發現胃有潰瘍，根據韓培爾的「演繹定律模型」，你是否會直接下「他是因為潰瘍出血而造成貧血」的結論？

造成貧血的原因很多，我們都知道營養不良也會造成貧血，此病人有長期的營養不良，有持續性嚴重貧血，但是因為沒有檢查，貧血一直被忽略。但是此病人某天吃了鐵劑，鐵劑造成黑色糞便，宛如上消化道出血斑現象。出現黑色糞便時，引起病人注意，因此來尋求檢查，而意外的發現同時有胃潰瘍，醫師解釋因胃部傷口造成出血，同時判定胃出血造成他的嚴重貧血，這是採用韓培爾的「演繹定律模型」模式來診斷。對一般健康的人，即使胃出血 50 至 100 毫升，造成黑色大便，也不會造成貧血現象，人體會自動增加每天的紅血球製造量[6]，去彌補流失的血量。但是當患者因為營養不良無法製造出更多的紅血球時，即

使沒胃出血，也會貧血。因此，在解釋一個複雜的因果關係時，韓培爾的「演繹定律模型」常常會出錯。

未確定真相前的各種解釋，若非關真相，後續任何方法皆是無法找到真相

如同前章舉例，一名患者因為頸部痛得厲害，去找醫師求診。醫師立刻安排「核磁共振」的檢查，若檢查部位有結構異常時，在影像上就可呈現出來。患者做了核磁共振檢查後，影像專家說是頸部多處結構有輕度異常。如果醫師只根據專家報告去查頸部細部結構，他就永遠找不到患者頸部痛的原因，因為真正的原因非來自頸部結構。

我們在尋求真相時的最大困擾是「不知道真相是什麼」，所以試著去解釋目前看到的這些現象與證據，希望能藉此解釋來探討真相是什麼。但是如果一開始的解釋就是錯誤的，而且脫離真相時，那就永遠沒有機會找到真相了。所以最重要的是，一開始產生的解釋就不能出錯；但是不知道真相時，我們要如何避免此情形？

科學家經過多年經驗以後發現，把剛開始形成的解釋

（explanation），跟最後的斷論（inference）分開，這樣無論用什麼解釋都不用擔心會犯錯；只要想辦法產生許多解釋，而且不同的解釋越多越好，多到有機會涵蓋住正確的解釋後，才不會漏掉真相。利用分開解釋和斷論成為兩種不同的步驟，就可以避免前述困擾。

「解釋」和「斷論」最容易讓人混淆的地方❼，是二者看起來都是解釋，很容易混淆，非哲學思考學者的一般人，會將「斷論」誤以為是跟「一般的解釋」，是同樣的意義與方法；會將「一般的解釋」直接當做「斷論」，而未了解兩者是不同等級的解釋；或者用同一種推理方法，去得到解釋與斷論，沒有了解到兩者所用的方法不同。但是科學界對於「解釋」本身，非常的挑剔，因為整個科學家做的事，就是嘗試「解釋」宇宙的總現象。科學的哲學家，對於解釋總不停地思考各種面向，而產生許多質問，例如我們「知道」和我們能「解釋」，是否代表不同的意義？

尋找真相必須區別「解釋」和「斷論」，兩者是不同的意義與做法。先盡可能的產生許多解釋，以避免遺漏真相的解釋；之後再從中去尋找真相，以最佳解釋形成所謂的斷論，就可以解決在不知道真相中如何找真相的困擾。

分析資料的目的，是尋找新證據

分析資料會產生解釋，此解釋的功用，是尋找新證據，而不是當作結論用，此時離結論仍然甚遠。但是許多人卻就此將之當作結論，這是邏輯上的一個極大錯誤。因為，沒有一項分析方法是完美無缺的。

解釋，不是斷論，兩者不能混為一談

我們在分析資料的時候會試著解釋，而當形成解釋的時候，常常會誤以為這就是斷論；這是最常犯的錯誤。其實解釋和斷論不同，請參考下一章「斷論與總結」說明。

當我們在解釋時，發現有合理的解釋，也不能當作斷論，此時，還必須思考其他各種不同的解釋，不同的解釋越多越好，才有機會找到正確解釋，才有可能找到真相。當解釋的數目總類夠多時，多到可以涵蓋所有的可能性時，我們就可以在中間找一個最佳解釋當作推論。此種最佳解釋，必須能解釋每個現象、每個證據。如果初步蒐集資訊是完整而產生許多的資訊時，每一個錯誤的解釋，通常只

能解釋一小部分的資訊，而無法解釋其他的資訊或表面現象。如果要求的解釋是能涵蓋每個現象時，只有對真相的正確解釋，才有可能達到此條件；因此採用最佳解釋當作斷論的方法，會因巧合而解釋錯誤的機會是微乎其微，此種最佳解釋的推理方法，所找到的解釋，幾乎能代表真相，但是先決條件是，產生足夠多的解釋，多到不會漏掉正確的解釋。

運用知識以擴充解釋

為了能夠產生各種不同的解釋，甚至注意到一些我們想像不到的可能解釋，常常需要動用到知識，幫助我們擴大思考的方向；知識能夠把這個世界的所有現象做完整的分類，所以當我們在推演各種可能的解釋時，可以逐項看每個類別，這樣所產生的解釋，才不會有遺漏。

另外，知識本身也涵蓋所有因果關係的理論；當我們看到一個現象時，可以利用一個因果關係來推論它可能的原因。或者當我們看到一個危險因素時，可以推論它可能會造成哪些結果，出現哪些現象。譬如，知識告訴我們：肥

胖會造成高血壓、糖尿病等各種疾病；當我們看到一個肥胖的病人，就能預測，他有可能患有高血壓、糖尿病等各種疾病。就會去測量血壓，看看他是否有高血壓，或是測量血糖，看看他是否患有糖尿病，諸如此類。我們常常需要借重知識，混合邏輯推理，才能放大視野，去找到所有可能的解釋，才不會遺漏對真相的正確解釋。

分析資料可協助找到隱藏的資訊

尋找真相的第一步雖然是經過蒐集資料，才能夠進入第二步驟的分析資料，但第一步蒐集資料，是在還未知真相的時候，是屬於一種沒有特定方向的系統性蒐集，雖涵蓋每一個面向，但仍無法精細做到完全不漏；到了第二步開始進入分析資料的時候，開始會產生許多解釋，每個解釋都可以提供方向去尋找一些隱藏的資料，而且往往找到的資料都是非常重要的資料。加上第二步有特定方向的搜尋資料，能夠搜尋到完整的資料，涵蓋完整的因、果、表象三階段的資料。一旦具有完整資料後，就可以好好的完整分析，比較容易達到下一步驟的歸納。

例如，男生某天發現女朋友都不再打電話與他聯絡且常常不接電話，因此，他在第一階段會先一般性的搜尋資料，詢問女朋友的親朋好友各種問題，詢問完後再思考、分析女朋友不打給他、不接他電話的可能原因。在分析中，他產生了幾種可能解釋；其中一種可能的解釋是，女朋友決定分手；第二種可能的解釋是，女朋友工作太忙碌，沒有多餘時間、精力接電話；兩種可能的解釋都會引導他去詢問關鍵的問題，他可以問女朋友工作的夥伴，詳細了解女朋友每天工作時數，需要幾點出門？幾點回到家？家裡是否發生其他事件？父母是否生重病，讓她需要忙碌去照顧？如果這些資訊蒐集完畢，對於解釋女朋友忙碌到已經無法有時間跟他談戀愛的想法，他下的結論會比較可靠；如果是女朋友決定跟他分手，所蒐集到的資料也可以證明女朋友並不是因為忙碌才不打電話給他。所以，分析資料可以回過頭做第二輪的蒐集資料，補充不完整的資料。

分析資料不可以先有主觀意識

我們很難注意到自己是否先存在哪些主觀意識？是否在

潛意識裡就已經做了選擇？這在分析資料時，常常會變成一個障礙與陷阱。在分析資料以及產生解釋的時候，我們很少會去注意到，是否已經早就有現成的主觀意識；除非經過訓練，讓自己能夠非常客觀，在分析資料時能夠抑制自己會自然冒出的念頭及想法，才能避免主觀意識去造成錯誤的解釋，這是需要長期訓練的。此種有意識型態的人常常無法勝任法官、醫師的工作，對於需要做重大決策的總統或公司總裁，也會出現錯誤的選擇，造成國家經濟衰退或公司虧損。醫學界在專科化以後，專科醫師因為主觀意識，只注重於本科疾病與相關的因果關係，對其他疾病毫無興趣，常常無法找到真正的疾病原因。同時也不再重視各器官會互相影響的這種因果關係，對於複雜的因果關係，也無法解決問題。例如，神經科的醫生念頭裡面只有神經科的疾病，腸胃科的醫生念頭裡面只有腸胃科的疾病，如果是腸胃科的藥物造成神經疾病時，兩科的醫生皆無法解決此問題。腸胃科的醫生不會重視神經疾病，神經科的醫生則不會思考腸胃科的藥物與疾病的關係，因此專科醫師在分析病情時常常會漏掉真正的原因。在看病時，對於呈現在眼前的患者症狀難以客觀的分析，常常會無法

照顧好患者，這也是為何醫學界一直希望改革，不要再有專科醫師型態的看病模式。

專科醫師反映的是一種「選擇性專注下的盲點」現象，我們在分析資料時，必須一直提醒自己不要先入為主，不要出現第二章所提到之「選擇後的盲點」、「快速思考的陷阱」、「非注意視盲與改變的視盲」、「選擇性專注下的盲點」以及「確認偏見」。

發現真相，必須先養成分析資料的習慣

我們在分析資料的時候，必須考量到各種可能的解釋，而且要運用大量的知識。但是，運用知識必須先去吸收、了解知識，才能夠利用此知識去分析。分析大量資料以及運用大量知識，常常需要耗費許多時間，非常累人且違背人類的天性。大腦為了節省能量，喜歡走捷徑，因此，在蒐集完資料後，常常就直覺下結論，而躲開分析資料這個步驟。當我們在需要分析資料時，此種走捷徑的方式會變成一個最大的障礙。所以要找到真相，必須先養成在分析資料時耐心去分析、耐心去蒐集知識、耐心去蒐集完整證

據的習慣，才有機會發現真相。要發現真相，必須先養成一個重要的習慣，就是對於每一項證據都要細心去分析資料，思考各種可能的解釋。

資料蒐集不足時，分析會出錯

　　資料不足就遽下斷論，常常會錯誤。或者如演算法，每到一個思考岔路時，僅利用單項資料為依據，而決定思考路線的選擇，最後達到的結論，也會容易出錯。例如有人通報家裡珠寶失竊時，警察運用規律條件，決定是要走第一條路線或第二條路線。他先看門窗有沒有破壞，如果有被破壞，即可代表是外面有盜匪進入，這是代表第一條路線，就可以進一步去尋找外面的盜匪；如果沒有破壞，則可演繹出，這是內部自家人偷竊或者遺忘的，這是第二條路線。如果第一步發現門窗沒有破壞以後，依照第二條路線，就可以進一步調查擁有此珠寶者是否記憶有出問題？如果確認是記憶有出問題，也許可能就會走向記憶喪失；如果是記憶良好，就走向家裡有人是內賊的問題。上述例子就是利用規律演繹模型，在每一個思考分岔處做選擇。

其通用條件是，外在盜匪會破壞門窗，其前置條件是，門窗有沒有被破壞。走到第二條路線時，一樣可繼續用規律演繹模型，其通用條件是，記憶不好則會誤以為失竊，其前置條件則是，看擁有珠寶者之記憶力如何。

　　韓培爾的規律演繹模型在應付複雜的世界時，常常會出錯，此簡單模式無法涵蓋所有各種複雜情形。上述事件也有可能是盜匪從外面進來，但是門窗卻完全沒有破壞，此種含有高超開門窗技術的盜匪就不會被抓到了；如果再用這種模式，反而會得到錯誤的答案，無法得到真相的解釋。所以在分析與解釋時，先不要急著下結論，反而要先確定是否已經完整地蒐集到所有的資訊！

註釋

❶ James Woodward. Scientific Explanation. In: Lawrence Sklar, eds. *Physical Theory: Method and Interpretation*. Oxford, UK, Oxford University Press.2016: 9-19

❷ DM Armstrong. *What is a Law of Nature ?* UK, Cambridge University Press. 1983

❸ Salmon WC. Statistical Explanation. In: Salmon et al, eds. *Statistical Explanation and Statistical Relevance*. Pittsburgh: University of Pittsburgh Press. 1971: 29-87.

❹ Christopher Read Hitchcock. Salmon on explanatory relevance. *Philosophy of Science*. 1995; 62（2）: 304-320.

❺ Carl G. Hempel, 1962: *Deductive-Nomological vs. Statistical Explanation*

❻ *Harrison's Principles of Internal Medicine*, 19e. Dennis Kasper, Anthony Fauci, Stephen Hauser, Dan Longo, J. Larry Jameson, Joseph Loscalzo

❼ Peter Lipton. Is Explanation a Guide to Inference? A reply to Wesley C. Salmon. In: G. Hon and S.S. Rakover, eds. *Explanation: Theoretical Approaches and Application*. 2001; 93-120

• 7

斷論與總結

尋找真相的過程必須嚴謹，其邏輯步驟如下圖所示：

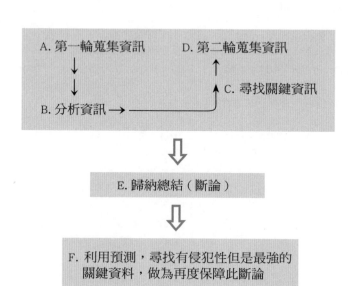

前面幾章說明，蒐集資料、分析資料、尋找關鍵資訊等意義。本章則要說明「歸納總結」。E 項「歸納總結」所依據的推論方法，本書作者稱之為「最佳解釋的推論」。

最佳解釋的推論
（inference to the best explanation, IBE）❶

當經過資料蒐集、資料分析而產生許多解釋，下一步就是決定哪個才是正確的解釋，我們採用的是「最佳解釋」的推理方法。當我們所蒐集的資料是完整的，這時會有許多資訊及表面現象，而當只有一個解釋，卻能夠完美解釋每項資訊及表面現象時，大概只有能代表真相的解釋，才能達到如此嚴格的要求；其他錯誤的解釋，可能碰巧可以解釋一小部分的資料，但不可能如此巧合到可以解釋另一部分的資料。所以當我們在做斷論時，所採用的推理方法就是「最佳解釋的推論」，而且不能用其他的推理方法，因為只有這種推理方法才能保證，我們的推論是正確的，是真正能反映真相的解釋。這是本書對於「最佳解釋的推論」的定義條件之一：「必須能解釋每一件現象與證據」。

因為真相只有一個，所以正確的推論，必須能夠解釋每一現象與證據，就如同真相能夠解釋每一項證據。

本書作者定義「最佳解釋的推論」，第二項依據條件是：「必須能解釋因果關係」。因為因果關係是真相的必要條件，因此也是我們尋找真相所需要的依據。當推論能合理的解釋因果關係，同時與所蒐集的所有證據一致時，此兩項條件，會讓結論出錯的機會趨於極小，此為本書作者心目中理想的推論方法。

遺憾的是，此名詞雖然最能夠代表本書作者心目中推論方法，但是此名詞早在十九世紀末，就有學者皮爾士（Charles Sanders Peirce，1839-1914）提出，偏偏他的條件卻與此名詞幾乎不相干，完全忽略真實世界的複雜性，與隨機現象會出現的巧合。

哈佛大學在皮爾士過世後，從他的遺孀處獲得皮爾士的研究論文，於一九三一年至一九五八年，陸續整理出刊。有其他學者，後續再整理皮爾士的論文，陸續替他出刊。一九三一年哈佛大學所出刊的皮爾士的論文，正式出現「最佳解釋的推論」此名詞。「最佳解釋的推論」，在科學的哲學界，是一個令人容易混淆的名稱，科學的哲

學界，一直無法統一其定義。許多定義條件，已經和最早提出此名稱的定義有所不同[2]。後續每位學者皆加入自己的申論與修改，因而出現各種不同的版本定義。例如「最佳解釋的推論」，會解釋成「假設推理」（hypothetical inference）、「消除的特定方法」（the method of elimination）、「消除性的歸納」（eliminative induction）和「理論上的斷論」（theoretical inference）等各種不同定義。本書作者在此僅是借用此名詞，同時依據尋找真相的精神，給予新的意義。

「最佳解釋的推論」，最早是由皮爾士所提出。當初皮爾士提出時，把「外展溯因推理」（abductive explanation）當作是「最佳解釋的推論」的精神。皮爾士區分了「演繹推理」、「歸納推理」之後，對於「外展溯因推理」，形成另一個他稱之為「假設」的推理。他將假設定義如下：「外展溯因的假設，是指我們發現一些非常奇怪的情況時，可以通過以下假設來解釋，而且此假設是必然的，然後採用這種假設」。現在的「最佳解釋的推論」，則只是保留此名稱，但是定義為一種逐項檢視解釋的「先論」（lemma）[3]，而且是競爭性的，需有其他不同的

假說比較、競爭，廣義包括「外展溯因」與所有可行的競爭性推理，無必要以一僵硬的邏輯演算法框架住。Aliseda（2006）[4] 試圖再解釋此名詞，以此定義延伸原始意義，但是仍將無法針對「尋找真相」，找出合理的邏輯方法。

邏輯步驟上的陷阱

「第一輪資料蒐集、分析資料、第二輪資料蒐集、斷論」，這五段邏輯步驟（A 至 E），不能有任何遺漏或顛倒。第六個步驟 F，則只是對於已成熟可信的理論，在認真求真相的態度下，再做一次確認。

一個在邏輯上常犯的錯誤，是把分析資料所產生的一個解釋（B 步驟），直接當作是下個階段的斷論，而跳過分析資料所要求的條件：「必須先產生許多解釋」，也忽略分析資料的目的，是產生「第二輪的資料蒐集」（C 與 D 步驟）。人類在解釋出一個現象後，通常會很自然的，認為這就是代表真相的解釋，直接跳過第二步驟的「分析資料」，與第 D 步驟的「再尋找資料」，直接當作第五步驟 E 的斷論，這是邏輯上的錯誤；更糟糕的是，如果是只看

到一個現象，既沒有完整的資料蒐集以供分析，中間沒有分析的過程，後面也沒有再尋找一次資料，就直接產生一個斷論。這種是對於一個現象的直接反射行為，是常見的行為，但是錯得非常離譜。上述看到一個現象，沒有分析就直接產生一個解釋，或者把分析以後所產生的解釋當作斷論，這都是常見的邏輯陷阱。

　　「第一輪資料蒐集、分析資料、第二輪資料蒐集、斷論、二度確認」，這六個步驟（A 至 F），次序不得顛倒，否則會產生後續的認知偏差。如果顛倒次序，先產生一個主觀的結論後，再依據此結論回過頭來解釋所蒐集的資料，此種邏輯步驟的錯誤會產生「確認偏見」（confirmation bias）。例如，民間先將食物主觀分類為冷性及熱性兩種性質，利用此分類去解釋所面臨的各種現象。有天某人吃了冷性食物同時出現拉肚子症狀，他就會解釋成：「冷性食物造成拉肚子」。但是這食物與拉肚子之間是否有因果上的關係？何謂冷性食物？在知識與證據上，皆是沒有科學依據的。此錯誤是因為邏輯上先創造了一個主觀的結論，再利用此主觀結論反過頭來合理化所面臨的現象，此種邏輯上的錯誤非常常見，學者給了一個名稱叫做「確認偏

見」。確認偏見相當常見卻不容易被發覺，我們都會習慣性的去解釋、相信自己的理論，但是，如果此理論並非經由蒐集資料、分析資料、歸納後所產生的理論，這種確認偏見不但沒有辦法協助真相的了解，也無法解決問題。

混淆因素（Confounding factor）

在決定哪項解釋可以當作我們的斷論時，必須注意到一個常見的陷阱——混淆因素；「混淆因素」跟因果關係沒有直接關聯，但是它常常被誤會成是造成的原因，因為在看因果關係時，混淆因素都會出現在其分析裡面。譬如，抽菸會造成肺癌，抽菸跟肺癌是有因果關係的，抽菸是原因，肺癌是結果；但是抽菸的人同時會出現手指變黃的現象，所以，你若去分析資料，你會發現手指變黃的人會得到肺癌，肺癌的人手指也會變黃，彼此似乎也有因果關係；但是，如果我們能夠把抽菸跟手指變黃這兩個因素隔開的話，我們就有辦法證明，手指變黃並不會造成肺癌。我們用抽煙以外的其他方式讓手指變黃，譬如將手指染成黃色，結果發現並沒有肺癌發生，就可以證實手指變黃不是

造成肺癌的原因。也可以利用戒菸做實驗，抽菸的人戒了菸以後，肺癌發生的機會會減少，可是當你把手指變黃的因素去除掉以後，如果繼續抽菸，肺癌並不會變少，所以這種實驗證明，企圖以改變原因看看是否有預測的後果發生，或者是消除後果，皆是一種證明的方法。

第二種方法是「分組分析」，譬如將所有不抽菸的人分為兩組，一組是手指有變黃，一組是沒有變黃，追蹤以後可以發現，不論手指有沒有變黃，得肺癌的機會都是一樣的。就可結論手指變黃不會造成肺癌。另外一個例子，某人研究顯示，蚊子較喜歡咬男性，因為他分析男性跟女性發現，男性被蚊子咬的人數比例比女性還多；但是，有一個另外潛藏的真正原因卻是沒有被注意到的：男性較常在戶外活動，女性較常在室內活動，此性別因素與戶外活動息息相關。因此性別是一個混淆因素，並不是真正蚊子會叮咬的因果關係。相較於在室內活動，在戶外活動被蚊子咬的機會較大，因此戶外活動的時間多寡才是真正被蚊子咬的因果關係；可是如果只分析性別，根本無法注意到戶外活動的因果關係。反而會把性別這個混淆因素當作因果關係，得出蚊子喜歡咬男性、不喜歡咬女性的錯誤結論。

利用分組分析的方法，也可證明性別不會造成蚊子是否會叮咬的原因。將男性、女性分別區分為在戶外活動以及在室內活動，個別計算被蚊子叮咬的人數後，把戶外活動的所有男、女做比較，以及室內男女被叮咬的比例做比較，會發現兩組性別都不是蚊子是否會叮咬的重要因素；一樣可以證明戶外活動才是造成被蚊子咬的重要因果關係。同樣為戶外活動的男女，若再分析會發現，去除掉室內活動的這群以後，男性與女性被蚊子咬的機會是一樣的，或者分析室內沒有在戶外活動的男女，就會發現男性跟女性被蚊子咬的機會一樣；因此把戶外活動這個真正的因素拿出來以後，僅單純分析男女同樣在戶外活動或是同樣在室內活動，就會發現這種因果關係就消失掉、可得出蚊子不會專門咬男性的現象。

另外一種分析混淆因素是否存在的方法，在統計學上可以用一個叫做「多變數分析」的方式，利用幾種變數同時存在的假設下去做競爭，就會發現一些混淆因素會因此被輕易剔除掉。此外，還可以用流行病學學者希爾（Bradford Hill）的九個因果關係條件，逐項檢視，也可以偵測真正的因果關係。

歸納總結為理論，也稱定理

在初步獲得資料時，會分析此資料並產生解釋，此時的解釋或者看法，稱做「假說」。但是經過假說去尋找新的證據時，會蒐集到完整的證據。此時會再進一步的分析資料，歸納總結（步驟 E），此時總結成為「理論」，在數學界則會稱作「定理」。

假說與理論，兩者形成的過程不同，如下表 1 所示。

表 1：假說與理論的區別

區　　別	假說	理論（斷論）
先後次序	蒐集資料（第一輪）步驟之後，在分析資料的同時	在分析資料且產生許多想法之後
產生的數目	必須產生許多種不同的解釋	在許多不同的解釋中只採用其中一種解釋當作理論
邏輯推理方法	可來自各種邏輯推理的方法： • 歸納法、演繹法、外展法三種基本推理法 • 綜合性推理：假說驗證法、樣本推演、韓培爾（Carl Hempel）的 DN 模型、貝氏法……	本書作者定義：此推論是最佳解釋的推論，可解釋每一項證據。而且足以清楚的說明因果關係。所具備的證據，必須完備，讓此推論足以檢視各種表象與因果關係。

假說與理論，兩者不能混為一提

假說與理論，兩者意義完全不同，不能混為一談。兩者的差別，如下表所示。

表 2：假說與理論的區別

區　別	假說	理論（斷論）
犯錯的空間	可容許錯誤	無犯錯空間，必須保證可信
產生的數目	無限制的多	只有一個（代表真相）
目的	研究有方向性，尋找新證據	運用於真實事件與判決
價值	尋找理論	可正確預測未來事件、成功解釋新事件
對民眾宣揚	禁止	必須
適用場所	學術界同儕討論分享	制定政策依據、生活規劃、判決
出現次序	先	後
發展時期	蒐集資料步驟之後，在分析資料的同時	假說經過多次以證據推翻，企圖皆失敗之後。
邏輯推理方法	可來自各種邏輯推理的方法： • 歸納法、演繹法、外展法、三種基本推理法。 • 綜合性推理：假說驗證法、樣本推演、韓培爾（Carl Hempel）的 DN 模型、貝氏法……	不斷的證偽（falsification）──卡爾・波普爾 • 證據須符合希爾準則（Bradford Hill's criteria） • 最佳解釋的推論：能解釋每一項證據

獲知真相的能力，最重要的不是專業知識，而是觀念。無法辨識「假說」（hypothesis）與「理論」（theory）的差異，就會產生錯誤的後續觀念與決策。兩者，不論是產生的目的、容許犯錯的空間、所需要的證據數目與種類、邏輯推理等，皆是不同。「假說」不能代表真相，因此不能對媒體與大眾宣告，也不能據此制定政策。

在證據仍不足時，任何證據皆可引出一個合理解釋，此為「假說」。「假說」其目的是不要漏掉可能的正確解釋，因此容許犯錯。例如銀行發生搶案，只要有證據找到某人有嫌疑，就可當作嫌疑犯，詢問他的當日行蹤，但是不能對外宣告此人有嫌疑，也不能對之進行侵犯人權的住宅搜查。「假說」容許犯錯，目的是不要漏掉真正的搶劫犯。

當二〇二〇年新冠病毒在全球肆虐之際，此時因證據不足，沒有人知道真相如何。但卻有許多名人專家，不停地在媒體上對外宣揚自己的意見（假說），要求政府依照自己的觀念執行政策，沒有區分「假說、理論」的不同。「理論」，是對真相因果關係的正確描述，因此才能做為宣告大眾、制定政策的依據。以理論預測後續發生事件或結果，皆會看到正確的預測結果。

台灣在二〇二〇年的一整年，都沒有新冠病毒的案例。但是有人堅信自己的假說，認為台灣在二〇二〇年五月時，已經有新冠病毒的社區感染，把假說當作理論看待，不但未依研究規範，先向人體試驗倫理委員會申請，才進行抽血研究，也未依正式研究的規範，提供對於抽血者的交通費用、停止工作收入的費用補償。反而是當作理論般的以公共政策執行，用地方公衛力量執行抽血，來作自己的研究，對社區進行普遍篩檢。

斷論必須明確至易查明的程度

　　我們利用「歸納法」以及「最佳解釋的推論」達到斷論時，另外一個常見卻容易被忽略的陷阱就是「模糊的名稱」。如果此歸納的斷論用不明確而模糊的名稱去標示它，就無法檢查與發現它的錯誤。在世界各國，都有古代的人留下預言，但是其特點皆是晦暗不明，後人如果加上自己的揣測或解釋，很容易就掉入陷阱，誤以為此古代預言是如此的準確而深信之。

　　清楚的斷論必須採用非常明確的名稱，此名稱要能夠讓

人一眼就看出它是什麼原因造成的、發生了什麼結果？出現了什麼現象？最佳解釋是不容許出現不合理的地方，如果用模糊不清的名稱來代表此斷論，會導致沒辦法清楚辨識、注意其結論是否合理。產生斷論後，也需要有明確的斷論，才能夠進行下一步驟的「假說與演繹」，來驗證此斷論的可靠性。

例如，一個患者因咳嗽來找醫師看病，如果醫師看診後立刻下「咳嗽」的診斷，那麼這是一個非常籠統的診斷；「咳嗽」只是一個現象的描述，並沒有明確的註明，究竟此患者是急性支氣管炎、慢性支氣管炎、急性咽喉炎還是過敏性鼻炎，必須如此明確，才有辦法去檢查並注意到其診斷並不是最佳的解釋。若醫師寫成急性支氣管炎，才有辦法注意到，該患者咳嗽已經長達半年，在胸部聽診時，並沒有發出任何支氣管炎所產生的呼吸雜音，才有辦法知道他的診斷是不合理的。

為了避免產生錯誤的斷論，此斷論必須寫得非常明確；如法官寫的判決書，不能只寫籠統的罪名，必須非常明確，明確到足以拿來檢視判決是否合理。如果沒有明確的判決，下一步到底要假釋或者是坐牢不得假釋，都會無從依

據，變得沒有標準可言。醫生下疾病診斷，也是要非常明確，才能再進一步做檢查或者治療等處置。治療時要用什麼藥？急性或慢性支氣管炎的用藥不同，急性咽喉炎或是過敏性鼻炎所用的藥也不一樣。用一個很明確的代表性名稱，才有辦法一方面檢查合理性，另一方面做進一步的處置，不管是在醫療上要做檢查、用藥物嘗試治療、或是法官要判決犯人該接受的刑罰，才會非常有邏輯性可言。

局部或者是宏觀性的斷論？你的問題是什麼？

對於判斷一件事的因果關係，跟我們所要探求的問題息息相關。我們要探求的是局部性的問題或是宏觀性的問題？譬如，今天我們想要知道水從高處流下會流到哪裡，如果只探討局部性問題，只要是有任何低窪的地方，即使在高山上，水都會流向那邊；但是此局部低窪處，能容納的水量有限，滿了則溢出。而在另一種情形，整個下坡沒局部的低窪處，此下坡也會讓水不停地流下去，一直到水進入大海為止；此時反而沒有水滿溢的現象。所以到底是高山上的小凹坑還是大海底的深坑，皆可影響水的流向。

探討因果關係，就像探討水要往哪裡流的情形，這和你的問題種類息息相關，不同的提問會讓我們探討到同樣的因果關係，在不同的條件下，呈現的因果關係。

在物理學探討宇宙時，如果探討的是一般人所見的真實世界，用牛頓力學就綽綽有餘。但是，如果要追索更大的問題，譬如想探討這個水最終會流向大海嗎？而不是探討水最終是流向一個局部山上的低窪地區的話，可能就要用到愛因斯坦的相對論。

依據牛頓力學，我們在真實世界所看到的顆粒是明顯的一個物體，它的行動速度也是很明顯的；可是在微觀世界裡，到底電子、光的行徑是怎麼樣，必須要用到量子力學時，會發現位置在哪裡、速度帶有的動量有多少都沒辦法確定，所以在這兩個事件間的接縫是什麼，這是令人困擾的問題；人類目前對這兩個不同事件的接縫點仍然愚昧無知，但是，至少在一個清楚的世界，譬如在微觀的世界，我們知道可以用量子力學去計算最可能發生的情境；在肉眼看到的真實世界，我們可以用牛頓力學去計算，預測一個物體行徑的可能結果。所以，所提的問題會牽涉到斷論，探討的究竟是局部的斷論還是宏觀性的斷論，在不同的兩

個世界裡面，必須弄清楚所要探討的問題是什麼。

斷論須經得起考驗

所有的動物體內都有三磷酸腺苷（ATP），藉著 ATP
儲存能量，以提供細胞內的所有化學反應，而 ATP 的製
造是靠著粒線體（mitochondrion）產生的，這個粒線體製
造 ATP 的理論叫做「化學滲透理論」（chemical osmotic
theory），是由諾貝爾獎得主、英國生物化學家彼得·丹
尼斯·米切爾（Peter Dennis Mitchell）所發現的。他提出
細胞內粒線體如何藉由氫離子的濃度差異造成 ATP 的製造
功用的解釋，當時雖然有實驗證據，但他的理論與一般的
化學常識差異太大，所以很多人無法信服，反對這個理論，
並且紛紛做各種實驗去試著推翻它；但是，當這些科學家
在經過無數次的嘗試都沒辦法推翻它以後，不但接受這個
理論，而且到處宣揚，因此讓米切爾在一九七八年獲得諾
貝爾化學獎。米切爾在諾貝爾頒獎典禮上的感言如下：

> 很明顯的，我希望「化學滲透」（chemiosmosis）在
> 新陳代謝方向性和生物能量轉移的合理解釋，有一天

能夠被眾人所接受。過去在超過二十年的時間裡，我盡最大努力和別人辯論，以說服接受此假說，要期望透過辯論而讓人接受，這是過於放肆。當然，我可能錯了。在我的這個例子裡，就如同二次諾貝爾獎得主（1928 年、1933 年）馬克斯・普朗克（Max Planck）所說的：「一個新的科學觀念，並不是因說服他的反對者而獲勝，而是因為他的所有反對者都死亡了。」剛開始只是化學滲透假說，現在此解釋不只是在生化程度，而且在生理學上，已被接受成為化學滲透理論，這個事實激起我情感上滿載的驚愕與開心。此種衷心的情感，來自於目前在科學生命裡面仍然處於巔峰期的學者，他們過去是對我的假說反對最力的學者們，現在卻成為最支持此假說而四處宣揚的學者。我現在將解釋生理學和化學的差異，說明為何「化學滲透理論」有助於提升有用的研究實驗。但請容許我先說明我最深刻與直接的衝動，是慶賀大衛・凱（David Keilin）的創造性與仁慈的工作成果，他是最偉大的生化學家之一，對我而言，他更是最仁慈的人。他在微生物、動物及植物研究細胞色素系統，得

出有氧新陳代謝的基本觀念：呼吸鏈的概念（Keilin，
1929；Nicholls，1963；金，1966 年）。「化學滲
透理論」的觀念產生來自於研究實驗的成果，此實驗
的靈感來自於他們的研究成果。他們的研究回答關於
呼吸鏈的三個基本問題……❺

　米切爾的這篇演講，最能反映尋找真相所需要的態度。
尋找真相需要經過蒐集資料、分析資料；所得到的斷論，
理論上才是一個對真相的最佳解釋，而且與已知的真相理
論皆吻合。米切爾在致詞裡說：

> 對於目前的共識，我發現最令人驚嘆的是利他主義與
> 慷慨，那些當初反對我『滲透理論』最強烈的人，後
> 來不只是接受此理論，而且主動宣揚它，讓它成為正
> 式理論。

　這是科學家的態度，為求真相，絕不輕易妥協，但也是
為了求真相，對於通過考驗的假說，心甘情願地放棄自己
原有的堅持。對斷論的嚴謹態度，在科學界處處可聞。例
如，達爾文分析化石、看所有人種及動物經過天災與演變
等各種的變化，他思考了許久，仍然遲遲不敢出書。到最
後經過一群科學界的同好催促下，才終於出版《演化論》。

即使是嚴謹的斷論，在科學上仍需經過嚴格考驗才能被接受。《演化論》在因果的理論，就是一種對真相「最佳解釋的推論」；在嚴謹態度下所得到的理論，歷經了這麼多年來，皆無法被各種測試所推翻。譬如，分子生物學的發展，可以利用基因來測試猿類和人類間基因的相似度，以嘗試推翻他的演化理論但卻無法成功（步驟 F）；利用其他各種新出的高科技或檢驗方法，也都無法推翻達爾文的理論，那是因為達爾文前面的工作做得非常好，他蒐集資料是如此完整，而且分析資料非常慎重，考慮各種可能性，才會得出這種演化的理論，幾乎是已經能代表真相的一種意見，所以是不可能被推翻的，也的確後面的各種科學方法都證實無法推翻它；但是，科學家還是抱持著最謹慎的態度，因為真相只有一個，不能輕易地犯錯，所以，理論都必須經過嚴苛的考驗；科學界目前的方法是，發表理論以後，必須要接受所有同儕們的批判，用各種實驗試著看能不能推翻它，經過嚴苛的考驗以後，最後才能夠被接受，所以，斷論必須經得起考驗。科學家是大方的一群，一旦無法推翻某假說之後，反而會轉而成為最擁護者，就如同諾貝爾獎得主彼得・丹尼斯・米切爾所感謝的那群學者。

如果是面對自己，該如何做好把關這件事？自己雖然有做到，譬如一個醫師診斷一個病人，或者一個檢察官調查一個案件，他在蒐集完資料、分析完資料以後，已經產生一個很明確的結論，醫生會歸結出這應該是什麼病，檢察官對案件也有清楚的結論，這是哪個人犯了什麼罪；但是，仍然要經得起考驗，所以，要做好把關的工作，最好的方法就是醫生會再做一些檢查，去故意推翻自己的診斷，看看是不是能夠推翻成功；檢察官應該也試著根據他已有的理論，預測可以找到什麼證據，這些證據如果找不到，就可以推翻它的理論，這是下一章要提的假說與演繹。

注釋

❶ Pierce, C.S. *Collected Papers*. Charles Hartshorn and Paul Weiss edition （Cambridge, MA: Harvard University Press, 1931）, 5.180-5.189.

❷ Gilbert H. Harman. The Inference to the Best Explanation. In: *The Philosophical Review*. 1965; 74（1）: 88-95

❸ Valeriano Iranzo. Abduction and Inference to the Best Explanation.

Theoria. 60 （2007）: 339-346. BIBLID [0495-4548 （2007） 22: 60; pp. 339-346

❹ Atocha Aliseda（2006）. *Abductive Reasoning: Logical Investigations into Discovery and Explanation.* p.46-7. Berlin: Springer.

❺ Peter Mitchell, Nobel address 1978

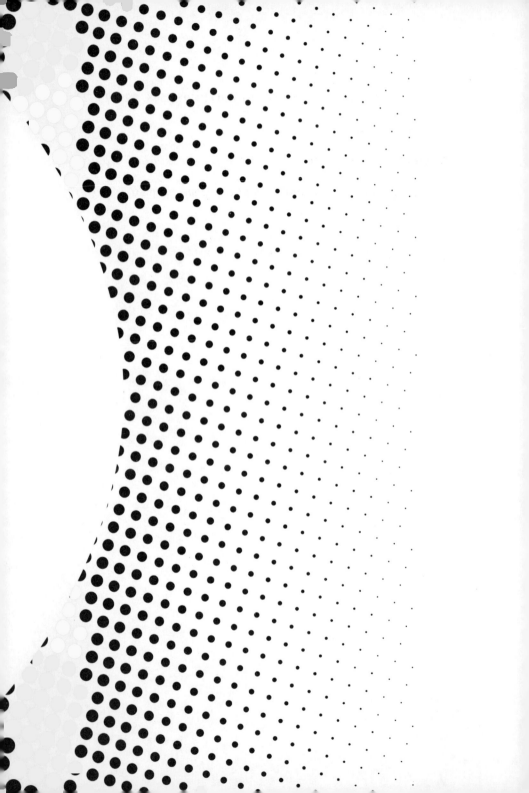

• 從科學角度實證真相

假說必須非常明確，才能演繹與求證

演繹求證，適於驗證成熟假說與推翻不成熟假說

詢問症狀，依賴的是體內精密的偵測系統

理學檢查是依賴醫師視聽觸覺與大腦判斷的身體偵測工具

人類能否完全依賴人工智慧找出真相

掌握住網路世界文化，能解決網路世界問題

理論當作假說的演繹與驗證

假說、演繹與證偽

　　「假說」與「演繹」是很容易進行的，也是大家常常會在無意間做的；譬如，當你登山時，在路上看到一條長達二公尺的蛇平躺在地上，經過幾分鐘的觀察後，發現這條蛇都完全不動時，你便會認為這條蛇已經死亡，根據此假說，可以利用知識和常識去推演、驗證各種可能的情形；如果這條蛇已經死亡，那麼不論怎麼刺激牠，都應該不會動，此時你就可以開始驗證，拿石頭丟牠或拿樹枝撥弄牠，

如果牠突然動起來，一溜煙跑掉，你就能推翻原本的假說，知道這條蛇並沒有死亡。

當我們對某件現象產生好奇心，想了解背後真相時，會利用猜測先產生一個有關因果關係的解釋，然後根據此解釋延伸出相關的實驗，看看結果如何，以回來驗證我們當初的想法。這種利用假說與演繹，以探索真相，在一般人與科學界，皆是本能會用的方法。

此種利用假說與演繹去驗證我們的假說，最適合的情境就是，希望看到推翻假說的結果。如同上述看到蛇的例子，最有幫助的結果是出現蛇一溜煙跑掉的結果，就可以讓我們確定，躺在路中間的並非死掉的蛇。演繹與驗證在科學上，也扮演重要的腳色。任何科學家的研究，產生新的發現與新的解釋時，都需要經過此驗證錯誤的過程，而且要不停地驗證，最後才會被大家接受。

只能證明理論是錯的，無法證明它是對的

如上述的蛇，如果我們用石頭丟牠或者用樹枝去撥弄牠，一動牠便一溜煙跑掉，就可以推翻原本的假說，確認

我們的假說是錯的；但是丟了石頭或用樹枝撥動牠後，蛇仍然一動也不動，並不能證明此蛇已經死亡；除了死亡，這條蛇不會動還有其他非常多的可能性。有可能此蛇已經死亡，代表我們的假說是對的；但也有可能蛇仍然是活的，只是因為某些原因不動，表示我們的假說是錯的。我們仍然無法區別此二種情形，蛇是死的還是活的。這種刺激蛇不動的結果，反映出一個常見的困境，我們只能證明想法是錯誤的，但是沒有辦法證明想法是對的。

所以沒有辦法利用簡單的實驗去證明我們的想法是對的，但是可以利用簡單的實驗去證明我們的想法是錯的。對於真相的追求，即使是非常確定的斷論，我們仍然要用各種方法去證明是否可能有犯錯，這是卡爾·波普爾一貫主張的證偽理論，正因為人們很容易犯錯，因此要經過非常謹慎的驗錯精神檢驗。

卡爾·波普爾主張：「我們無法用一個或任何實驗，或一個案例，來證明舉世皆然的理論，但卻可以用一個實驗或案例，來推翻已經存在的理論，證明它的錯誤。」換言之，在無法得知真相時，只能用否證去證明我們的假說是錯誤的，但是對於真相，我們沒有辦法證明我們是對的。

卡爾・波普爾認為，「可以證偽」（falsifiability），是科學裡最重要的精神，也是追尋真相的精神，可以做為區別真科學或偽科學的依據。利用假說與演繹，最適於推翻原本已經成立的斷論，因此非常適用於波普爾「可以證偽」的科學精神。在沒有辦法利用個案去證明真理、去找到真相時，只能利用個別案件，證明我們的斷論是錯的。

假說演繹，在不同場景有二種不同的意義

利用「假說」與「演繹」做求證的時候，不論是求證支持我們的假說或者是推翻假說，皆需注意此時是在什麼情況下，做此求證的工作；當大家都還沒有非常清楚與了解真相時，在資訊不足的階段，所做的假說，只是一種解釋，不能當作最終的斷論。如果在此階段就用演繹去做求證工作，即使是符合我們當初的假說，也只是一種解釋的證據而已，並不能直接當作最後真相的斷論。但是，如果是先蒐集了完整的資料，經過分析資料以後，而產生最佳解釋的斷論時，才依此斷論推演與驗證，意義就會與前者完全不同。後者是因為即使已經非常小心的蒐集資料與分析資

料，利用各種假說的競爭，產生一個最合理的解釋後，仍然要證明此斷論是錯誤的做法，本質上是一種小心謹慎的態度。此時目的是要推翻它，在小心中再更小心求證的一種態度，目的不是要證明符合先前的預測。我們反而希望而且故意去推翻此假說，看能不能借由推翻它而避免產生錯誤的斷論，此種推翻如果失敗了，才能比較安心地接受這是解釋真相的正確解釋，就可以當作是斷論了。

在二種不同情形下所運用的假說與演繹，反映的是不同的意義。在「不知道可能正確的真相是什麼？」同時「資訊完全不足」的時候，即使是利用假說演繹去驗證，而且發現驗證結果符合當初的假說，也有可能只是一種巧合而已。因為這個階段的假說，可以千奇百怪，有各種不同的假說，因此出現巧合如預期結果的機會非常大。這種情形下，假說與演繹的方法，並不能證明此假說的正確。

如果大家都常常用這種方法做，也總有人會碰巧在錯誤的理論內找到符合他支持的證據，做的人越多，巧合發生的事件也越多，而且此種巧合發生的機會非常大，因此這種解釋並不能代表真相，不能當作斷論。

反之，如果已經經過資料蒐集、完整的分析，進而產生

最佳解釋的階段時，此時已經是可相信的理論。但是，理論沒有犯錯的空間，因此需要試著推翻看看，可利用假說、演繹、求證三步驟來考驗，此時用來求證的新證據，必須是不容易看見的現象。因為理論如果錯誤，會巧合出現結果如預測的機會已經變小許多；這時用此假說來演繹、求證，因為巧合出現錯誤的結果也會非常少，所以我們故意找不利它的證據，看看能否推翻它，結果一定是如預期無法推翻，出現意外結果已經是不太可能發生的；一旦小心求證也推翻不掉，便幾乎可以相信它是能代表真理的。

我們在經過資料蒐集、完整的分析，進而產生最佳解釋的階段時，也才可以利用此假說，去設計一個幾乎無法猜測結果的實驗，去證實我們的正確解釋。此種實驗，是非常具有特異性，只有此假說才可能猜到結果的實驗，這也是一種假說演繹的運用，其條件如下說明。

假說必須非常的明確，才能演繹與求證

假說必須非常明確，才有辦法去做非常精準的預測，此時，精準的預測，就可以馬上知道此明確的假說是否正

確，最有名的例子就是牛頓的「重力理論」，發現海王星（Neptune）的故事。

　　早在一七八一年，天文學家威廉‧赫歇爾（William Herschel，1738 - 1822）觀察天王星（Uranus）的軌道運動時，就注意到天王星非常離譜的偏離預測軌道。一八四六年六月一日，法國數學家奧本‧勒維耶（Urbain Le Verrier，1811 - 1877）發表他的計算結果，他利用牛頓的「力學與引力理論」，精準的預測在某一個時間和位置，應該還有一個未知的行星，以引力影響天王星，才有可能出現偏離預測軌道現象。就在同年的九月二十三日的深夜，德國天文學家約翰‧格弗里恩‧伽勒（Johann Gottfried Galle，1812 - 1910）與其學生羅雷爾‧路德威‧德亞瑞司特（Heinrich Louis d'Arrest，1822 - 1875），在觀察所預測的這個位置，發現了海王星，此天體經度與奧本‧勒維耶的預測值只差 1 度，此種假說以及所要預測的事件是如此的精準，因此，碰巧猜中的機率是非常小。此事件讓大家馬上接受牛頓的力學理論。

　　假說與預測，必須非常的精準與明確，其精準度正反映科學和非科學的差別。在電影以及虛構科幻小說裡，許多

作家都預測未來世界會有的事情，而且有些真的接近所預測事項。譬如，在十七世紀就預測，人類以後可以移植器官，但是此種預測是非常的不精確，因此，即使後來真的如預測發生了，也並不是一種驗證。必須像海王星發現的故事一樣，在宇宙那麼大的空間，各種數不盡可能的位置與時間裡，奧本‧勒維耶卻能明確表達該有的位置，此種精準與明確的表達，只要是錯誤的理論，就很容易發現與預測不合。在經過完整的資料蒐集、分析、產生各種解釋以及最後斷論時，如果再配合精準的要求去做預測，即使不能推翻原先的假說，而是與預測一模一樣的結果，也是比較讓人能夠信服的個案，能以個案令人相信，這是對真相的正確解釋。

主要假說與需要鑑別的可能假說

當患者來找醫師，醫師所做的第一件事就是診斷是什麼病，此診斷過程就是尋找真相，診斷就代表對真相的解釋與斷論。通常醫師在詢問病情與檢視身體各部位後，會利用知識分析，以達到診斷之目的。此診斷必須正確，才知

道用什麼正確的方法去治療。但是在治療之前，會先用假說演繹與求證的方法，去確認診斷沒錯。在醫學界，此種確認通常是借助科技，例如各種抽血檢驗，照 X 光或更高科技的檢查。

醫師的初步診斷，已經是代表對真相的斷論、代表確定真相的一種想法。但是，即使如此，仍然要像科學家一樣，假設人會犯錯，因此要再做一次驗證的工作，是為了謹慎求真的目的。此驗證工作，通常會分「主要假說」與「需要鑑別的假說」，個別做驗證，二者驗證的方法會不太一樣。醫學界對於已經認定的診斷要驗證外，對於不合理但是仍然有可能的疾病的想法，會當作「需鑑別的可能假說」而安排檢驗。

在牛頓剛發表其「力學理論」時，除了牛頓力學的解釋外，如果尚有其他幾種理論可勉強解釋天王星的異常軌道，這時也是一樣，需要區別何者才是正確的理論。此時會根據這類解釋來演繹與求證，但是這些解釋皆必須是「可證偽」（falsifiability）的解釋，才可當作「需鑑別的可能假說」。在牛頓剛發表他的力學理論後，精準的預測海王星這顆行星的存在位置，而去觀察尋找此位置的行

星，是針對論斷（主要假說）所做的預測實驗，態度上屬於已經認定牛頓力學是最合理的假說；在企圖證明此理論是正確的情形下，才會採用的驗證方法。此種驗證方法是要如前述的精準條件，目的是希望能看到所預期的結果。而精準的預測到海王星這顆行星的存在位置，是如此的困難，因此這實驗的特異性是非常的高，觀察後如果發現確實有某行星在牛頓力學所預測的位置，就可以有證據支持牛頓力學。但是精準度高的實驗或檢驗，敏感度卻是非常低，並不適用於「需要鑑別的假說」。

在「需要鑑別的假說」，如果採用精準性高的預測模式，例如根據此假說在另一個不同位置尋找所預測事件，但是並未發現所預測現象時，其結果並不能定論此「需要鑑別的假說」是錯誤的理論；因為此預測所驗證的方法，要有成功的預測結果是如此的困難，並不適用於推翻理論。所以在未證實海王星存在以前，以牛頓力學去預測海王星的存在位置，即使觀察結果未發現此行星，仍然不能說牛頓力學是錯的。

在主要假說裡所做的驗證或檢查，為了科學求真的精神，除了證明此假說是對的檢查，也要採用故意推翻此假

說的檢查。根據卡爾‧波普爾的「證偽」哲學觀，即使牛頓力學通過預測海王星的高特異性的測試，仍然有必要找一個敏感度高的實驗，只要其結果不符合此理論的預測，就可以推翻牛頓力學的理論，所企圖的是以此高敏感度實驗去推翻此理論，以達到尋找真相的精神。因此在醫學界，對於已確定的診斷，除了需要可證實此診斷是正確的檢驗，仍然還要找一個敏感度高的檢驗，試圖去推翻原本的診斷。此時的驗證方法，是求敏感度高，而非求助於特異性高的檢驗。就像非洲羚羊，為了求證獵豹不在其周邊，所採用的是敏感度高的測試方法，那就是只要「雜草搖動出聲」或樹上松鼠或猴子的尖叫，就當作獵豹出現而奔逃。「雜草搖動出聲或樹上小動物的尖叫」是一種高敏感的檢驗，因為即使風吹，也會搖動雜草而出聲；羚羊的目的不是想證實獵豹的出現，反而是希望證實獵豹出現是錯誤的情境，希望的是不要有草搖動與動物的尖叫聲。羚羊希望獵豹出現的另一種須鑑別假說是錯的，羚羊經不起錯誤的判斷，無法容忍獵豹到了附近仍不知道，這樣羚羊才可以安心的吃草玩耍與求偶，就像醫師無法容忍診斷錯誤，無法用錯誤診斷來治療疾病。

「需要鑑別的可能假說」，可能有許多，但是皆是希望許多「需要鑑別的可能假說」皆是錯的。「需要鑑別的可能假說」不能如同「主要假說」般的高度要求。對於「需要鑑別的可能假說」，所需要做的檢查，目的只是要推翻此假說，因此不需要做證實此假說的特異性檢驗，所需做的檢查只要是屬於極敏感的檢查即可。此檢查特性是只要有此假說的可能性存在，不管可能性多低，皆會被測得到。此種敏感度高而非精確度高的實驗或觀察，目的是希望能看到推翻的結果；一旦測出來是沒有此預期現象，就能推翻此假說，達到檢查的目的。就像任何因素都可造成雜草搖動出聲，不一定要是獵豹，但是只要獵豹進入草叢，就一定會造成雜草搖動出聲，因此羚羊追求的是「雜草安靜無聲」的結果。

但是，此敏感度高的檢驗，如果出現符合假說的測試結果時，並不能證明此假說是對的。例如雜草搖動出聲，可能是無害的風吹，也可能是人類要觀察羚羊，或者一隻野豬躲入雜草，並不能證明獵豹的存在。同理，要判斷是該種疾病而做檢驗時，其他疾病也可能產生此檢驗結果；當檢驗敏感度高的檢驗，出現陽性無法推翻的結果時，在醫

學界只能當作是白做一場檢查。「需要鑑別的可能假說」的高敏感度檢驗，出現如假說演繹的陽性結果時，在日常行醫裡，只能說是測試結果無任何價值，無法下任何結論。

演繹需要大量知識

演繹通常需要借助知識，大量的知識運用可以產生許多不同的預測結果，這是非常重要的。例如，當患者發燒的時候，醫師就能利用醫學知識去推測發燒的原因，可以想像是體內進入太多的熱所造成的發燒，例如中暑；也可以想像是無法排熱所造成的發燒，例如脫水沒辦法排汗散熱；也可以想像是身體調節體溫的設定異常，例如在細菌感染或者是體內組織大量壞死時。

上述三項情形，都可以利用演繹與後續求證去推翻。例如，考慮到太多熱進入體內，就可詢問患者在發燒之前，是否有待在一個極熱的環境。例如，在大太陽下，長期工作接受曝曬。如果患者否定此情境，就可以推翻熱進入體內過多的假說。考慮到可能無法排汗的情形時，就可以詢問患者是否覺得熱的時候有喝水、是否有排出很多汗。如

果患者否定此情境，就可以排除此假說。第三種可能是，細菌感染或者體內組織壞死所造成的體溫調節異常，則無法用簡單的驗證去推翻，知識可以告訴我們無法用一個簡單的測試去推翻假說。

發燒的原因如果已經有證據證明是來自於肺部疾病時，那麼醫師所學知識會幫助他想到各種肺病情形，包括肺炎的假說。此肺炎假說，利用知識可預測患者應該會產生咳嗽的症狀，醫師就可以利用問診去驗證。患者如果說沒有咳嗽，醫師就可以利用此證據去推翻原來肺炎的假說，也就是說，此患者並沒有肺炎；可是如果患者回答有咳嗽的時候，醫師並不能證明這個患者有肺炎，這時候可以再運用其他知識來推演。譬如，肺炎患者會產生食慾不振、沒有體力，甚至呼吸困難，所以醫師可以再用體力、胃口、呼吸困難等預測結果，再去詢問病情，去做推翻肺炎的假說，如果還是沒有辦法推翻的時候，那麼該患者罹患肺炎的可能性就越來越大了。

假說與演繹，適於驗證成熟的假說與推翻不成熟的假說

綜合上述的說明，可理解為何假說與演繹的方法，適於驗證成熟的假說，也適用於推翻不成熟的假說。假說與演繹的方法在不同的場景有不同的意義，同樣，利用假說來演繹與求證，亦須分別是在情況仍不清楚、資訊不足的時候做的，或是在資料已經完整、幾乎是有明確答案時做的。若為前者，其所採用假說與演繹的方法，只是嘗試解釋的許多種可用方法中，其中的一種邏輯推敲法；而後者則是斷論，是需要進一步驗證的唯一方法。

假說與演繹的方法，適用於驗證成熟的假說，也適用於推翻不成熟的假說，所用方法與目的有關。目的是要證明或推翻它，採用的方法會因此不同。如果要驗證成熟的假說，必須採用特異性高的方法；此特異性要高到難以成功預測結果的程度，或者是除非此因果關係成立，否則非常難得出現此預期結果的驗證方法，因此適用於成熟假說的驗證。如果要推翻不成熟的假說，只需採用敏感度高的方法即可。敏感度高的驗證方法，代表其反應屬於草木皆兵的反應模式，只有在不出現此反應時，才能完全推翻它的一種求證精神。因此要推翻不成熟的假說，只要就此假說而演繹設計出草木皆兵的驗證方法，而且目的是希望看到

推翻的結果，其他的都不重要了。

　　抱持著小心求證的精神，即使是成熟的假說，仍需採用「證偽」（falsification）的驗證，這種情形也可以採用「假說、演繹」的求證方法。在「證偽」失敗後，才可以放心接受此成熟的假說，以避免缺乏證據就結論說此成熟理論是正確的。因此「假說、演繹」的求證方法，適用於驗證成熟的假說，也適用於推翻不成熟的假說。

理論經過再度的推翻嘗試後，才可接受

　　得到真相，是如此的重要，因此理論必須能夠真正反映真相。因此即使是經過反覆的蒐集資料與推理，仍然必須經過再度的考驗，才能夠放心接受。嚴謹的態度，是科學界的傳統習慣，也是我們每一個人必須養成的習慣。

• 9
診斷疾病的邏輯步驟

尋找真相的過程必須嚴謹，其邏輯步驟如下表所示：

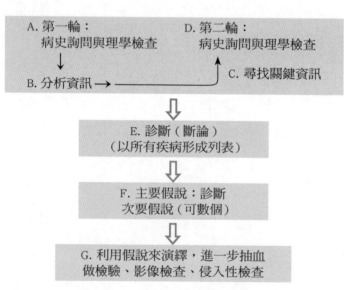

表 一：診斷疾病的邏輯步驟

正確診斷依賴因果關係

　　每個人都有生病的經驗，「疾病和健康」是每個人都會關切的議題，我們需要知道，怎麼樣做才是正確的，因此對於「真相」的有關觀念，在疾病與健康上，是非常重要的一環。診斷是處理疾病最關鍵的一環，診斷代表對於真相的一種判斷，了解真相等於要求診斷正確；反之，若要達正確診斷，則要依循科學原則去尋找真相。正確診斷與真相，兩者可代表同一事物的兩面。醫師判斷患者是什麼病，這種判斷就是醫師對於真相的解釋；如果解釋錯誤，那麼所有後續的治療都會錯誤，既無法預防疾病、更無法治好疾病。

　　如前述，判斷真相最重要的是「因果關係」的依據，醫師要能正確診斷疾病，必須弄清楚所有的「因、果、表象」。這三者之間的關係，包括什麼「原因」造成此疾病？而「結果」是指所生的疾病，這是因果關係。什麼「疾病」會造成此表面現象？這也是因果關係，是疾病產生這一群可見或可偵測到的「表象」。

　　了解什麼疾病產生此一群表象，藉著治好疾病，可以讓

痛苦的現象消失。了解致病原因，就可以避免而預防不幸結果的發生，就不會生病；而且已經發生的疾病，雖然可以直接處理此疾病；如果能消除掉致病的原因，不只是可預防疾病，往往還會是最有效的治療方法，因為這是從根本拔除此病。忽視疾病，不查明肉體痛苦是來自何種疾病，只企圖消除痛苦的表象，只會坐失治癒良機，讓疾病與痛苦的表象，日漸嚴重。

遺憾的是，我們只能看見表面現象，不同的機制，受到轉換或情境的限制，呈現出來的表象，有可能皆會相同，因此常需更多角度來蒐集表象，才能借此分辨不同的致病原因。表象可輕易取得，醫師可以借助詢問、搜尋資訊來蒐集患者的各種表面現象。

形成疾病的原因，只要用心有系統的搜尋，並不難發現有哪些可能致病的原因存在。醫師可以針對所有會造成人類疾病的原因詢問患者，而得知患者具有其中哪些可令其生病的原因。唯一困難的是「結果」，到底這患者得的是什麼病？這無法輕易得知，但是搜尋「病因」與細心詢問「表象」或症狀，這兩件事做好的話，通常就可以借用原因與表面現象這兩項，判定患者得什麼病，利用「因→果

→表象」這三者互相連結的因果關係，蒐集「病因」、「表象」這兩方面資料，就可正確判斷夾在兩者之間的「果」，這就是診斷。

患者可能會認為，「如何正確診斷疾病」是醫師的事情，跟自己無關。不過，如果患者找到的是一個常常診斷錯誤的醫師，此醫師不重視真相是什麼，會隨便給一個病名，然後再找理由來解釋，那患者的後果就會很嚴重。因此，患者也需要了解真相是要如何尋找。可以觀察醫師在看病的過程中，判斷這位醫師是否真的在尋找真相；患者對醫師的判定，也是一種尋找真相的過程。患者如果判斷正確，就能找到好的醫師，而不會讓忽略真相的醫師繼續處理自己身體上的問題；即使是患者，也應該要有追求真相的基本觀念，怎麼樣才能找到真相？這裡面牽涉到診斷疾病的幾個重要邏輯步驟。

診斷疾病的正確邏輯步驟是什麼？

診斷疾病的正確邏輯步驟是，A：系統性的病史詢問與理學檢查來蒐集資料、B：借助知識分析資料、C：產生想

法供尋找新資料來釐清、D：有方向性的再度病史詢問與理學檢查、E：下診斷（歸納總結）、F：將診斷當作主假說，其他低可能性的疾病假說當作次要假說、G：利用知識演繹，選擇各種耗費金錢或有風險的檢查以二度求證。

這每一步驟，在判斷疾病時各自有其重要性與前後相聯性，不能遺漏任何一步驟，次序也不能亂（請參考表一）。

經過蒐集資料、分析資料與尋找、歸納總結以後，此歸納總結（表一的步驟E）就是最終所下診斷。診斷是指判定患者是得什麼病，通常會寫成一個疾病列表，將病人所有的疾病皆逐一列出，包括心理或經濟因素產生的問題。由於真相是如此地難以發現，必須確保我們的判斷是正確的，所以會有表一後續的F與G步驟：「以診斷當作主要假說來演繹、求證，同時對其他可能性極低的疾病想法，只要是無法完全否定，也可再次納入確認，不要遺漏」。此處邏輯，是借用此各種假說，後續進行知識上的演繹，可求證與反證。

醫師要診斷出正確的疾病，第一步驟是「蒐集資料」。此蒐集必須有系統、不漏任何一項資料，資料必須完整，下一步驟才不會出錯。詳細詢問患者各種症狀細節，這是

對於「表面現象」一開始的蒐集（此時詳盡的症狀，可能仍然無法判定是何種疾病）。

第一輪的詢問，也包括詢問患者各種會生病的因素，包括要詢問職業所接觸的物質有哪些，以了解是否有造成疾病的危險；詢問患者有哪些可能會造成疾病的嗜好與用藥，而且要詢問患者的飲食和運動習慣（因果關係此時可能還無法查明，後續還會有第二輪有特定方向的病史詢問）。

詢問完後，再進行身體上的觀察、觸摸、敲扣、聽診器細聽，用物理學原理蒐集資料，稱之為理學檢查。在問完患者與理學檢查後，才算完成第一步驟「蒐集資料」。

第二、三步驟是「分析資料與尋找」，利用知識和邏輯去分析資料，得到許多各種不同的解釋；其中需注意的陷阱，請參考本書第六章的「分析資料與尋找新證據」。分析資料時，會產生許多想法，利用此想法可再進一步提問。此時的提問（步驟 D），具有明確的方向性，可釐清想法，可查明因果關係。也可以藉由提問獲得許多新的關鍵資料，以挖掘出病人並未主動告知的病史，或者利用二度的理學檢查，找到關鍵性的身體變化。

第五步驟是「歸納總結」，在不同的解釋中，尋找到一

個最佳的解釋，當作最後的推論，或簡稱「斷論」；醫學界將此階段的斷論，稱之為「診斷」（diagnosis）。到了此階段時，已經對患者呈現的症狀，來自什麼疾病，都已經有清楚「因果關係」的結論了。

一個患者可能有許多種疾病同時存在，根據疾病的緩急輕重，此時會寫成一個問題總表（步驟 E），比照優先次序，將每一個疾病分別處理之。

當醫學知識對於因果關係仍然無法了解時，對於此疾病的致病原因尚未確認之前，仍然可以賦予一個名稱，此時稱作「症候群」（syndrome）。在醫學界，即使醫學知識尚未進展到了解致病的原因，仍然可以下診斷。例如在一九八一年時，對於一個新出現的疾病，利用其各種臨床現象與風險接觸，給予「後天免疫不全症候群」（AIDS）的名稱。到了一九八四年，研究才證實此疾病是一種反轉錄病毒感染所致，但是之前就有能力診斷此疾病了，只是尚缺實驗室的檢驗。因此一九八四年的突破，只是幫助發明新的實驗室檢驗，可協助證實病人得到此病毒的感染。

到了歸納總結的階段，已經可以直接治療了。但是為了慎重起見，會將此診斷，再經過一次驗證步驟。此步驟 F

是「建立假說」。在此步驟裡，將此診斷當作主假說，同時將之前 BCDE 步驟已經考慮過的，但是無絕對把握可排除的可能假說，皆可列在 F 步驟裡，列為次要假說。

接著是 G 步驟，每一個假說，皆可借用知識去演繹、預期應該可以找到的另一個線索。利用適當的檢驗室檢查，例如抽血，可證實 E 步驟診斷（主要假說）是「後天免疫不全症候群」的病人，血液內有反轉錄病毒的抗體反應；或影像檢查，譬如照 X 光攝影、核磁共振或電腦斷層攝影檢查，甚至取體內組織進行病理化驗，以作最後確認。

在這個步驟裡，主要假說的地位，與次要假說，完全不同。主要假說只有一個，就是已經下結論的診斷。此代表診斷的主要假說，可安排昂貴的檢查，或有危險、傷害的檢查。但是次要假說裡的每一個假說，只能安排便宜、安全的檢驗。在沒有安全、便宜的檢查可用時，對於次要假說，也可以只採取觀察，看後續變化，是否能排除此疾病。

次要假說的檢驗，目的是排除掉此疾病可能性，而不是要證實此病人得到此疾病。因為在此步驟之前的 ABCDE 五個步驟裡，已經發現許多不合此疾病的證據，此病人是此疾病的可能性已經非常低，但是為了診斷正確，因此才會

在 G 步驟裡，利用檢驗再作確認。

在 G 步驟裡，即使化驗結果還不可能知道時，但是醫師開單時，已經有把握結果應該如何，後續化驗不應該出現意外的結果。如果檢驗結果違背主要假說，而支持另一個疾病的診斷，那是一件很嚴重的事，表示這位醫師的知識、A 與 D 步驟收集資料的能力、分析資料能力，大有問題，需全部打掉，重新再來。

G 步驟，對於主要假說，也可作實驗性的驗證。譬如，如果診斷是藥物引起的疾病，那麼可以試著把該藥物拿掉，看看疾病會不會好轉，這也是實驗性的一種檢查方式，在科學上都是屬於假說→演繹→求證的邏輯步驟與方法。

經過求證以後出來的結果，如果跟原先的預測相符，無法推翻的時候，我們比較可以放心，這是正確的診斷，根據這個診斷，針對這個真相的解釋，去進行下一步的治療；所以，當一個好醫師，一定是會完整的蒐集資料、會分析資料、會尋求最佳解釋當作歸納，再依此假說當作演繹、驗證的依據，來確保最後是正確的診斷。

表二：診斷疾病的邏輯步驟

邏輯步驟	工具與內容	目的
1. 蒐集資料（步驟A）	病史詢問	查明致病原因、表象
	理學檢查	查明表象
2. 分析資料（步驟B）	知識與邏輯運用	產生許多不同的解釋，以協助尋找新資料
3. 尋找（步驟C）	病史詢問、理學檢查	釐清不確定的資料，以確定其意義與因果關係
4. 蒐集資料（步驟D）		
5. 歸納總結（步驟E）	最佳解釋的推論	訂出症候群以代表疾病
6. 建立假說（步驟F）	主假說	供下一階段的驗證；緊急時先以此對象開始治療
	其他可能的假說	待反證來推翻，為科學謹慎性
7. 演繹與求證（步驟G）	主假說	精確性高的求證檢驗；敏感性高的檢驗，科學謹慎性
	其他可能的假說	敏感性高的反證檢驗

詢問症狀，依賴的是體內精密的偵測系統

我們所處的宇宙，永遠不會自動地告訴我們真相，人類必須依賴各種偵測系統，利用偵測所得到的訊號，來猜測真相是什麼。如德國物理學家維爾納・海森堡所說：「我們所觀察的大自然，不是大自然本身，而是它順應我們的提問，所展現的面。」

為了解真相，我們必須用各種偵測系統，將真相的每一個面向都偵測出來，再來是利用此偵測訊號做綜合判斷，猜測真相是什麼。每個人的身體，都具備精密的神經系統，可精準的探測體內的變化。我們的大腦，對於自己的身體，皆能精準的反應之，出現症狀。因此醫師可詢問患者的症狀，不輸於用高科技檢查身體的威力，甚至比高科技檢查更有威力。因為每一項高科技檢查，只代表某一種角度的偵測，既耗費時間，也耗費金錢。而詢問症狀，卻可以從每一個角度，詢問不同的問題，等於是用不同的高科技對身體做各種檢查。詢問症狀，既簡單又快速，因此永遠是醫生看診的第一步工作，也是第一步蒐集資料所做的事。例如對一位胸痛來求診的病人，醫師可問胸痛的部位是哪

裡？此答覆可反映是哪一個組織或器官的問題；醫師可問胸痛有多久了？此問題可探測是急性、亞急性、或慢性疾病；醫師可問痛的感覺像什麼感覺？此問題可分辨是哪種組織受到傷害。醫師可問什麼情況下較痛？什麼情況痛會減輕？此問題可釐清疾病的背後機制。因此，每一個問句，就是代表一項檢驗。

每一個偵測系統或工具，在送出偵測訊號與蒐集回來的訊號時，中間都有可能產生雜訊，這是無法避免的物理現象。我們的身體，經過演化的改良，不論是身體的偵測系統，或是大腦此偵測工具，在訊號層層轉換時，都已經將雜訊的產生，減少到最低程度。比起高科技檢查身體，此誤差程度會更低。高科技儀器的檢查，永遠有偽陰性與偽陽性的問題。身體自動偵測到的反應，反而是非常可靠。

理學檢查，是依賴醫師身體的偵測工具

詢問患者的症狀後，醫師接著進行患者身體上的觀察、觸摸、敲打、聽診器細聽，用物理學原理去蒐集資料，稱之為理學檢查。理學檢查依賴的是醫師的眼睛、皮膚感覺、

聽覺、與大腦的猜測；依賴的是醫生的身體偵測工具。理學檢查，也是可以多角度的偵測，檢查患者每一個器官；既便宜又快速，而且安全可靠，遠勝於高科技檢查工具。

求證的方法分成敏感度與精確性，與目的有關

　　診斷疾病第五步「歸納總結」之後，還要經過第六、七兩步驟：驗證的工作。首先要「建立假說」，建立假說之目的是在辨別清楚疾病的源頭是什麼？有假說對象，才知道要採用什麼樣的測試，去驗證自己的理論或想法。所有的測試都牽涉到「敏感度」（sensitivity）與「精確性」（specificity）這兩個議題；「敏感度」是指，所有罹患此病的人做該項檢查後，有多少比率會被偵測出來？沒有偵測出來的比率稱為「偽陰性」；「精確性」是指，所有沒有此病的人做此檢查以後，有多少人測起來是沒有此病的陰性反應，沒有病的人做此檢查，卻測出有病的反應，則稱為「偽陽性」。

　　利用敏感度和精確性可以反映出此檢查之效果，叫做「似然率」（likelihood ratio）。敏感度除以精確性中的偽

陽性，得出的值稱作「似然率」。此除式在分子與分母同樣是陽性，但是分子是指真正有罹病者測出的陽性比值，分母則是無罹病者卻測出陽性的比值，這兩個陽性的比值越大，表示偵測之鑑別度越好。

　　我們的偵測需要採用哪種，會與目的息息相關。如果希望能證實患者的疾病是我們預期想像的疾病，我們針對此疾病所採用的檢查，會採用精確性高的檢驗比較理想；如果此檢驗出現陽性反應，就能有相當的自信，此患者病因是來自這個疾病。通常精確性高的檢查，其敏感性會較低，所以，如果檢驗測不出有疾病的反應，並不代表無此疾病，此時這個檢查就當作白做，沒有任何幫助；反之，如果我們認為該患者所罹疾病，需考慮是否由另一種疾病所造成，雖然可能性不大，但是為了小心起見，還是要做個測試以更加確認不是此病，這時候我們要用敏感度高的檢查。只要真的有這個疾病，敏感度高的檢驗一定測得出來；當此患者如果測出沒有陽性反應，我們就能放心排除此疾病。敏感性高的檢查，就不精確，他的偽陽性反應比率高。在沒有疾病的人當中，測起來會有很多人出現此疾病的陽性反應；此敏感度高的測試，如果出現陽性反應，並不代

表患者真的有這個疾病，我們只好忽視這個敏感度高的檢查，當作是白做了，他的陽性反應就沒有任何價值。

陽性與陰性的預測率

　　診斷疾病必須經過上述一系列的邏輯步驟，但是非專業醫師者皆無法了解，常誤以為診斷只是依賴單項的檢驗。一般人常見到的表象是，醫師做了某項檢驗以後診斷出一個疾病，因此誤認為診斷此疾病只需做此項檢驗，就自然可得到診斷。在醫學界有個名詞叫做「陽性預測率」，是指檢查出有此疾病的反應結果，這裡面有多少比例的人是真正有罹病？而「陰性預測率」是指在檢查出沒有此種疾病的結果時，這裡面有多少人是真正沒有此疾病？此兩項預測率皆不是 100%，甚至有時候非常的低，與一般人認為靠某項檢查就可得知是否有此病，觀念上完全不同。

　　例如，許多婦女擔心罹患乳癌而每年做乳房攝影檢查，一旦攝影檢查結果判定是有乳癌的變化時，大多數人會再做更多的檢驗，甚至取乳房組織化驗，之後大多數會發現不是乳癌，而是當初的乳房攝影結論錯誤。因此，美國公

共衛生局（USPHS）曾經建議婦女應該定期每二年做乳房攝影，但是，他們在回顧並細讀所有的醫學研究文獻後，最後還是決定應該推翻此建議，認為沒有任何好處。

如果沒有經過前面「蒐集資料」、「分析資料」、「尋找」與「歸納總結」的邏輯步驟，就直接做某項檢驗，並且只用此檢驗結果來直接判定，患者是否罹患此病時，醫學上的理論已經可以證實，其預測率都非常低，常常會產生偽陽性與偽陰性的判定結果。偽陽性的意思就是「沒病被判成有病」，偽陰性的意思就是「有病被判成沒病」。依照醫學理論，檢驗是在第七步驟「演繹與求證」的那一階段才能進行的工作，這樣不論是陽性預測率或是陰性預測率，正確率都會相當高。否則，即使檢查出有問題，大多數也是錯誤的。許多健康檢查說是沒病，但不久之後卻出現癌症症狀，才發現已經是末期了，這表示當初的健康檢查根本就沒有發現癌症。而許多健康檢查判定罹患此病，最後觀察，才知道皆是虛驚一場。

常見的錯誤情境

上述診斷疾病的邏輯步驟：「蒐集資料」、「分析資料」、「尋找」、「歸納總結」、「建立假說」、「演繹與求證」，這幾個步驟即使是病患也應該注意，醫師在每一步驟上是否犯了最重要的陷阱錯誤，因為要尋找真相，是如此地不容易，而且有許多的陷阱存在，所以，只要能了解有哪些陷阱，就有機會一步一步、小心謹慎的避開；作為患者，只需要在旁邊觀察，醫師有沒有如此一步一步、小心謹慎的避開，就可以了解。以下列出常見醫療上錯誤的情境。

情境一：一位患者出現發燒、喉嚨痛、全身不舒服，覺得自己好像感冒了，於是跑去診所就醫。醫師看完診後，覺得這是輕微感冒，只需要好好休息即可，因此並沒有開藥，但患者卻非常生氣並向相關單位投訴這位醫師。

這個問題是什麼呢？從患者角度，就醫就是要拿藥，因此當患者認為他花了時間和金錢，但是卻拿不到藥，據此就認定是白來一趟。但是，如果當診斷不確定的時候，需要時間的觀察；或是診斷確定是不需要吃藥、自己會恢復健康時，是否一定要拿藥、吃藥？「拿藥」並不是重點，「背後的真相」才是重點。如果不知真相就吃藥，幾乎都

是吃錯藥，不但沒效，反而是增添吃藥後的副作用。

　　情境二：一個病人因咳嗽、發燒、喉嚨痛等症狀來醫院看病，醫師立刻開了一堆「止咳藥、化痰藥、止痛藥」給他，這樣是正確的嗎？

　　是否有這樣的治療法？因→果→表象，不管是來自什麼疾病（果）、所造成的總總現象（例如咳嗽、痰、疼痛），皆可用藥消除此現象呢？在真實世界裡，不可能只處理表象就能解決問題，只有針對疾病才有藥物可治；疾病所產生的現象是無法治療的。該患者對醫師而言是初診的病人，如果沒有完整的蒐集資料、沒有經過分析資料、沒有經過歸納總結再確定是什麼疾病就直接開藥，這樣根本就不了解疾病的機制，且缺乏正確診斷。事實上，根本沒有可治療症狀的藥物，所有號稱治療症狀的藥，皆是無效的。

　　情境三：患者有高血壓、糖尿病等慢性疾病，十年來都有定期門診、拿藥，也乖乖把藥吃完，這樣是正確的嗎？

　　吃藥的目的是要治療疾病，治療用藥的目的是控制好疾病．藥物是否能控制住疾病，除了對機制的確認外，尚需

要利用後果做確認，因此一定要查看後果如何。確保所吃的藥真的有控制住疾病的證據，才代表疾病的機制有被完整了解。患者十年來不斷吃藥，但是血壓與血糖仍居高不下，皆未被控制下來，導致血管逐漸硬化與堵塞，腎臟功能逐漸出現退化，此時病人不會有嚴重不適的感覺；直到有一天，血管完全堵塞不通，造成中風，甚至腎臟壞掉需要洗腎時，才會有嚴重現象出現，但是都已經太遲了。許多疾病譬如糖尿病，一旦開始出現尿蛋白，這時即使是糖尿病已獲得良好控制，還是無法避免腎臟功能持續退化，甚至喪失所有功能而進入「洗腎」的階段。因此從一開始就要控制好，不要等到進入尿蛋白的階段就悔之晚矣。每一次的過程，患者到底有沒有控制好，這才是關鍵。要了解真相，才能夠解決問題，到底真相是這些藥物有把疾病控制好嗎？這常常牽涉到許多生活習慣的改變，飲食的改變，或者是藥物的調整，而不是十年、二十年來都是拿同樣的藥物，不管後果的做法。

情境四：一個患者只要有感冒症狀，都會固定在某位醫師的門診看診，每次出現咳嗽症狀時，醫師就會開止咳藥

給他，壓抑他的咳嗽。十年後，這個患者變成慢性支氣管擴張，壽命因此減少許多！

　　每次病毒造成感冒的時候，後續會讓細菌有機會進入並停留於支氣管，因此出現咳嗽是必須的自我保護機制，才能夠把停留的細菌排出體外；有痰也是保護自己的機制，痰的黏性能夠把細菌包住，令其不至於擴散，再借用咳嗽的機制，把病菌帶出體外。只要一點時間，讓體內免疫功能殺死病毒後，這樣感冒即使不吃藥都會自行好轉，也不會有後續細菌侵入與滯留的問題；但是，吃了藥壓抑咳嗽以後，只是針對症狀用藥，而不是了解疾病真相與機制，將讓細菌有機會侵入支氣管。不了解什麼疾病造成什麼現象，也不了解什麼原因造成什麼表象，此種不重視因果關係的做法，而卻重視無意義之症狀控制的藥物時，是有害而無益的。如果用藥硬把咳嗽壓抑住，那麼病菌與髒東西就會留在支氣管內，這時候就會有細菌在支氣管裡面停留與擴散，破壞支氣管，甚至擴散到其他無菌的好支氣管區域。每次病毒感染都這樣採用症狀處置的話，後續細菌就會一次又一次的寄生與破壞，到最後支氣管會喪失自我修復的能力。其結果是讓細菌完全破壞支氣管，導致支氣管

擴張的嚴重疾病，從此這個患者就會每天咳嗽、會有濃痰，即使是沒有感冒的時候，也是會出現這些症狀，而且無法去除的細菌，隨時會擴散，造成生命的危險，甚至會繼續破壞他的肺，變得無法挽救。

情境五：許多疾病不知致病原因，但是本身並沒有致命危險，只是有長期症狀，此長期症狀需要一輩子吃藥嗎？

譬如「胃酸逆流」現象，許多人有此長期症狀，但是背後反映的是什麼疾病？是什麼原因造成的？醫學上還不是非常了解這種因果關係，但是對於胃酸逆流這種現象，卻是有藥物可以抑制胃酸的製造。但是由於不知道因果關係，所以沒辦法將它根治，也無法去預防它的發生，因此病人常接受長期靠吃藥去抑制胃酸製造的治療方式，但是效果皆差。長期吃這些藥物，會造成許多嚴重的問題，包括胃壁上皮細胞的萎縮、腎臟功能的退化、甚至可能會讓癌症等各種疾病較容易發生。所以症狀治療並非治療，不但沒有辦法解決疾病，反而會增加許多疾病，因為它不是針對疾病治療、不是針對因果關係去找出解決方法、更不是針對造成疾病的因果關係找出原因去做預防；針對症狀

去嘗試治療的作法，皆有如用紙包火一般，只會讓問題越來越嚴重，最後變成無可挽救的地步，造成生命的危險。

情境六：患者因重病住院，家屬都是會關心，會希望醫師能清楚解釋病情。

但是因為致病的因果關係往往相當複雜，要解釋起來非常困難。有些醫師為了方便起見，就直接用表面現象來做解釋，譬如說患者的白血球數值很高，所以很嚴重等等。像這種用表面現象取代機制的解釋時，家屬常常就會誤認白血球數值這個表面現象是最重要的，每天追問白血球有多少？為什麼沒有每天抽血驗白血球數值？這就完全誤解「機制」這個意義。

情境七：一個血壓高的患者，長期服用心臟專科醫師所開的藥；但當他頭痛的時候，又跑到神經內科醫生那看診，拿了神經內科醫生開的藥吃。兩個醫生同時持續開藥，期間這個患者突然腸胃不舒服，於是又跑到腸胃科那邊去拿藥……；這個患者二十幾年來，同時吃著七、八個專科醫師所開的藥，但是他的病情卻越來越嚴重。

因為沒有醫師發覺自己所開的藥物造成其他科的疾病，沒有人能夠解決、也沒有人能夠避免不同科別藥物互相衝突這件事，結果導致患者的健康問題日益嚴重。各專科醫生如果頭痛只會醫頭，腳痛只要醫腳，肚子不舒服只要找腸胃科醫生，那問題就會永遠無法解決，因為這些都是表面現象，表面現象是無法確定應該由哪一科來負責的，除非，每一科醫生都願意花時間去查清楚患者所有致病的因果關係，這些因果關係包括別科醫生開的藥是否會造成他身體的問題，如果沒有從機制著手，整個身體被分開處置，這個身體遲早會完蛋的。

　　情境八：一位糖尿病患者的血糖一直沒有控制良好，而且他平常喜歡喝甜的紅茶等飲料，夏天時就會喝甜的綠豆湯、西瓜，導致體重一直過重而未減少。

　　雖然，該糖尿病患者服用了許多的藥，而且逐年增加，但血糖值仍然非常高，一、二十年後，逐漸出現了尿蛋白、腎臟功能退化、眼睛視網膜病變與腳底的神經病變，這位患者卻以為，吃了許多藥就代表能控制好糖尿病，卻不知道因果關係才是重要的。患者因為攝取太多糖分與甜食，

造成血糖值始終無法下降，即使服用再多的藥，也不是針對因果關係解決問題，因此問題終究無法獲得解決。

　　情境九：受訓醫師報告一名新住院的患者病況，他對患者的病情詢問和身體上的各種理學檢查後，無法下清楚的診斷。因此在會議上報告病情完畢後，被詢問應診斷該患者是何疾病時，受訓醫師回答：「要做更多的檢驗，才能知道是什麼病。」

　　這已經違反診斷疾病的邏輯步驟。如果沒有清楚的歸納與推論，就不知道該選擇哪一種檢驗去對證。在尋找真相的邏輯過程中，並非在缺乏方向時，就可依賴某項檢查告知其真相是什麼。也不是盲目做許多檢查，讓檢查結果牽著鼻子走。在真實世界裡，是無法讓一個不知其意義的檢查，並由其檢查結果而決定真相的。

　　情境十：一名患者長期在心臟科門診拿藥控制高血壓與糖尿病，有一天他呼吸困難，便跑到胸腔科醫師門診，要求開藥治療呼吸困難，胸腔科醫師問他：「為什麼不去找他長期看診的醫師幫忙，反而換一個新的醫師？」卻引起

病人憤怒。

病人認為，呼吸困難是胸腔科的問題，因此來找胸腔科醫師解決。這個病人的問題出在哪裡呢？因為真相難以得知，所以初步皆需要完整的收集資料，而長期替他看診的心臟科醫師已經了解此病人的許多資料，不需要再走冤枉路，避免從頭去搜尋已知的資料，延誤治療最佳時機。但是對於此胸腔科醫師而言，該患者對他則是完全不了解的病人，必須花許多時間搜集資料，這可能會延誤最佳的治療時機。該患者在觀念上認為，單從表面而且是片段的現象，就可以知道是胸腔疾病，這是錯誤的觀念。

情境十一：許多醫師迷信高科技，不遵守科學邏輯，一開始就安排高科技的檢查，然後根據檢查結果當作診斷，此時會被檢驗結果牽著鼻子走。

如前所述，當出現偽陽性或偽陰性的檢驗結果時，即使檢驗結果完全不符合該患者的症狀，醫師仍然無法跳脫錯誤的診斷。此種企圖利用高科技，求取快速診斷的情形，最常發生於急診室。診斷錯誤會延誤治療，反而錯過治療的最佳時機。因此了解追求真相的哲學觀，是每一位醫師

必須具備的。而缺乏耐心在門診看診，而選擇跑急診室的病人，更必須小心其危險性。

· 10

自我誠實
才能發現真相

能發現真相的人，皆是誠實的人

　　一位企業家如果想讓他的企業能夠成功，必須有能力發現真相。但是，真相是什麼？這必須仰賴企業家是否能誠實的面對自己。一個學者不論是否能夠研究發現真相，也必須要誠實的面對自己，不能作假；誠實的面對自己，才有機會發現真相。政治家也是需要如此。

　　歷史上，在誠實方面最有名的代表人物是美國總統亞伯拉罕・林肯（Abraham Lincoln）。年輕時的林肯非常窮困，

他在當店員時，曾經賣茶葉給一位顧客，到打烊時才發現多收錢。顧客原本要買半磅的茶葉，但他卻錯給了只有四分之一磅重的茶葉，林肯發現收了顧客半磅茶葉的錢，卻只給了四分之一磅的茶葉。於是他在關了店門後，走了好幾公里的路，就是為了把多收的錢還給顧客，他也因此得到「誠實的亞伯拉罕」這個美名，變成伊利諾州新沙倫（New Salem）居民信賴的裁判，是每一個人的朋友。林肯的這些故事最早發表在一八七九年的傳記中。

另一個有名的故事是，林肯年輕時曾在新沙倫一間小郵局擔任郵務員，裡面只有他一名職員兼局長；後來這間小郵局關門了，留下十七塊美金的財產，而這是屬於政府的財產，但政府卻遲遲沒派人來收；林肯不曾動用過這筆錢，直到多年後，一位郵局上級代表來收這筆錢時，他從一個非常舊的襪子中拿出十七塊美金，一毛不差的還給來收錢的上級代表，此故事被正式記載在美國的郵政歷史刊物內（*Postal History*. United States Post Office）。

林肯曾經跟朋友合夥做生意，此朋友所經營的店鋪欠債累累，後來他的朋友不幸死亡，留下一筆龐大債務，林肯稱之為「如同國家債務般的龐大」。林肯在執行律師業務

期間，花了十五年將此債務全部還清，完全沒有賴帳；林肯死後，一位和他在律師事務所工作的年輕律師，威廉‧亨利（William Henry），蒐集了所有民間對林肯的傳說故事，於一八八九年出版《林肯傳記》，裡面記載了許多林肯誠實的故事。威廉在此傳記結尾裡提到：「林肯最偉大的特質是，他對於誠實的熱愛程度，此誠實特質出現在每件事物上。他的生活證明了這樣一種主張，他的誠實信念，此信念從未因為任何人或任何目的而屈服。」

從一九四八年開始，哈佛大學的亞瑟‧史列辛格（Arthur Schlesinger）爵士就發起普查，邀請歷史學家評比美國歷任總統。他在一九六二年時，發表在《美國總統全書》中。歷年來，又有許多不同的團體，也執行同樣的專家學者票選，誠實的林肯總統票選皆在前一、二名。美國紐約西奈學院（Siena colledge）從一九八〇年開始票選，也都是得到同樣的結論，林肯總是排行在第一名，此票選美國歷年的總統排行榜，從零分到一百分為評分標準。在一九九四年，得分超過八十分以上的美國總統名單僅有富蘭克林‧德拉諾‧羅斯福（Franklin Delano Roosevelt）以及亞伯拉罕‧林肯兩位。「美國政治科學協會」（American Political

Science Association）在一九〇三年成立，從二〇一五年開始，也票選歷任美國總統，在二〇一八年，邀請政治以及歷史學者票選美國總統，林肯總統仍列第一名，分數高達九十五點三分。

林肯總統是有名的對自我誠實，他能夠誠實面對自己，因此能夠發現自己的錯誤，不會被自己矇騙，所以對外在世界也才有能力看清楚什麼是真相。最有名的故事就是發生在他三十三歲時的一個決鬥事件；當時，林肯是伊利諾州春田鎮的律師，他曾經有過一位好朋友——詹姆斯・席爾斯（James Shields），在席爾斯被選為國家的審查員後，兩人之間產生摩擦。一八四二年夏季，席爾斯為了保護伊利諾州的財務，拒絕接受伊利諾州所發行的紙幣，造成當地農夫與工人無法繳稅，而產生困境。林肯同情弱者，為了此事跟席爾斯有過爭執，最後變成私人恩怨。

席爾斯身材矮胖，在當時被公認為是一個無情、邪惡的人；林肯用他一貫的嘲諷方式，諷刺席爾斯的矮胖身材。林肯在春田鎮所發行的《春田日報》中，發表一封信，給一位稱作席爾斯的女人，拒絕此女人對他的追求。林肯用匿名寫成一封冷嘲熱諷的信：「很抱歉，我不能娶

你了，我知道你受了許多苦，但是你不能怪我是如此英俊、如此有趣。」後來林肯的女朋友瑪莉，聽林肯閱讀此信後，用凱瑟琳筆名，以更難堪的文詞寫了下半段的匿名嘲諷信件。此二封信讓自負而敏感的席爾斯非常生氣，到報社辦公室詢問是誰寫的。林肯在還沒讀那封信給瑪莉聽之前，曾經跟主編說明，如果有人要來問這封嘲諷信是誰寫的，必須提供林肯的名字。因此，當席爾斯來質問這兩封信是誰寫的時候，林肯皆默認是他寫的。席爾斯因此非常憤怒，要求跟林肯決鬥。由於林肯是被挑戰者，所以他有權利選擇武器；他選了一把又長又寬的軍刀，這對身高一百九十三公分、而且手長的林肯來說，打擊對手是輕而易舉；他的對手只有一百七十二公分，伸出拿刀的手也完全搆不著林肯。依照當初的對決規定，挑戰者必須接受此武器，因此林肯占盡優勢。

因為兩人都是春田鎮有名人物，在九月二十二日決鬥當天，全鎮幾乎有一半的人都來觀賞這場決鬥；決鬥前，林肯突然拿起軍刀，把樹上的枝條一揮而斷，希望席爾斯知難而退。當時大家都覺得席爾斯沒有機會獲勝，於是紛紛勸阻席爾斯不要進行決鬥，但是席爾斯仍然堅持決鬥；後

續雖然並沒有明確記載，但是傳說是有一位雙方認識的人，出面協調，而且經過協調以後，林肯主動坦承錯誤，以結束這場無聊的生死決鬥。當然席爾斯樂於見到林肯願意認錯，讓他有台階下，因此化干戈為玉帛，同意結束決鬥，同時兩人也恢復友好關係。

決鬥事件過後，林肯從法律政治圈消失匿跡一陣子，等他過幾年再復出時，已經完全拋棄原先冷嘲熱諷的習慣，只留下一貫的幽默風趣，變成非常有理想的政治家。在南北戰爭時，他成功地領導所有將領與政壇人物，統一美國各州成為一個聯邦政府。從這裡可以看出來，林肯不會欺騙自己，才有辦法發現自己的缺點，而改進自己成為更美好的人，對外才有辦法發現真正問題所在。他是一位有能力發現真相的人，此能力來自於他的自我誠實。

一位企業家也許正好因為環境處於經濟起飛年代，讓他的事業能夠一路成長，但是，如果他想長期保有他的事業且繼續成功，就不能靠欺騙顧客或是剝削員工來維持，反而是必須誠實面對別人的付出才能成事。但是能夠發現真相並非想像的那麼容易，尤其是在唯利是圖的商界裡更不容易，因為人類是很容易欺騙自己的。一位哈佛的教授詹

姆‧柯林斯（Jim Collins）寫了一本書《從 A 到 A+》，調查了美國所有長期屹立不搖的優良企業，分析該企業成功的因素，結論皆是有個誠實的總裁。公司主導者能自我誠實，才是發現真相與做出正確決策的最重要條件。

在企業界，管理者常有同樣的問題，看不見真相，卻創造出許多似是而非的錯誤理論。例如董事會新聘一位執行長，來管理龐大的企業王國，新執行長提出很好聽的口號「組織再造」，大刀闊斧的大量裁員，把所有工作集中在少數人員身上。上任第一年，公司的營運馬上從赤字轉為盈餘，主要是因為人事支出減少。同時因為訂單皆在新執行長上任前就已簽訂，所以短期內還保有同樣的銷路市場；但經過兩年後，公司因大量裁員導致產品品質變差，市場的競爭性變低，造成訂單越來越少；再過三、四年，公司的品牌就逐漸被大家拋棄，此時赤字問題就浮上檯面，大家也會注意到問題的嚴重性，但此時這位執行長，早已跳槽到另一間公司，繼續再次擔任新執行長。

如果一個執行長是無法自我誠實面對自己的人，他就會創造許多新名詞，包括「組織扁平化」，裁掉許多主管；或者是「組織再造」，裁掉許多第一線人員。表面上，他

總是能在短期內創造奇蹟似地讓公司轉虧為盈，但事實上，他並沒有去尋找真相，解決問題。他並不是真正尋找「公司從盈轉虧的問題出在哪裡？」去想辦法解決。

　　要解決公司赤字預算問題，首先要查明真相，需要花時間去蒐集資料、分析資料、做各種測試，看所提的理論是否正確，這是必須要非常了解整個公司的人才有辦法做的事，從外面聘來的執行長根本不可能了解這間公司；詹姆‧柯林斯調查了美國所有長期屹立不搖的優良企業，得到的結論是，其執行長都是從內部晉升上來的，而且是誠實的人；因為從內部晉升的人才能夠瞭解公司，且必須非常誠實，此種人才有辦法真正解決公司的問題。

　　中國歷史上，最偉大的皇帝當推唐太宗李世民。李世民替其父親唐高祖李淵打下江山，李淵曾對李世民說：「天下都是你所打下的，該立你為皇太子。」但卻被李世民拜謝並推辭，後來其長兄李建成被封為儲君。李建成與四弟李元吉，曾多次設計殺害李世民不果，但是唐高祖李淵卻優柔寡斷，屢次皆取消處罰李建成的決定，此事讓李世民的部將皆不安。建成與元吉又不停地捏造事件，將李世民的能幹部下逐一驅逐或下獄，經李世民所有部將的多次懇

求後，李世民才終於發動玄武門事變，殺死自己的長兄與四弟，唐高祖李淵也因此改封李世民為儲君。此事對李世民是件極不名譽的事，但是後來李世民登基為皇帝時，史官曾問唐太宗李世民，此段歷史要如何寫，唐太宗李世民卻要他的臣子據實的將玄武門事件，寫成正式歷史。李世民能誠實的面對自己不名譽的弒兄弟事件，其誠實也讓他吸引所有的人才，誠心誠意地幫他，讓他成為中國歷史上最偉大的皇帝。

管理學沒辦法找到真相

同樣的一件事，當對象是自己或別人時，它所代表的就是兩件不一樣的事。例如，要求自己做事完美是「自律」美德，要求別人做事完美則是「嚴苛」；碰到問題，要求自己解決問題是「負責」，要求別人解決問題是「推卸責任」；對於金錢，會大量花在自己身上叫做「奢侈、浪費」，願意花在別人身上叫做「慷慨、慈善」。現代的法律講究的是一視平等，但是古時的法治觀念卻是維護統治者的利益，用更加嚴厲的刑法來約束人民，以滿足統治者的利益

追求。因此，同樣的法治觀念，代表的卻是不一樣的意義。

戰國時代，商鞅到處宣揚法治觀念，用刑法來約束民眾行為，最後被秦孝公重用，大力推行法治，秦國民眾因此不敢作亂，讓秦國強盛起來；但是，此法治並不是真正的法治，利用殘酷的處罰，恐嚇人民，讓統治者可以更嚴格的控制下屬及民眾，屬於惡法；提倡此惡法的商鞅，本人並無誠信，曾經欺騙他的好友，達到其私人目的。因此他提倡的法治，目的皆是為了掌權的秦王，並非一致公平的正義。此法治因為缺乏背後的誠實信念，不只是無法約束商鞅本人，也無法約束統治者本人。當商鞅在推行法治時，遇到秦惠文太子不守法，打算用法治去約束他時，得罪了秦惠文太子。後來秦惠文太子即位，急欲報復商鞅，商鞅只好逃亡。雖然地方民眾同情他，但怕被處罰而沒人敢收留他，最後，商鞅無處可逃，被逮捕並處以五馬分屍的酷刑。所以，商鞅即使是研究法治學問與推行者，卻仍然無法看清楚法治的真正精神，法律的精神是所有人在法律前是一律平等，法律是無法在專制國家裡推行的制度。

秦朝篤信法治可以控制民眾，但秦始皇一旦死亡，國家就立刻離析分崩、不久亡國；可見，真正的法治在一律平

等的精神之下，才有辦法長期維持。前述的商鞅惡法觀念以及現代法律精神的差異，在現代的管理學也面臨同樣問題。理想的管理學理論，應該是要讓公司能盡到該有的社會責任，保護環境不受破壞，同時創造所有人的福利，雙贏之下才能夠長期存活。但是，目前的管理學都是傾向如何讓老闆滿意、得到更多盈餘。但管理階層永遠不會滿足，因此，即使有盈餘，還會想獲得更多的盈餘；即使破壞環境也在所不惜！現在的管理學往往看不見真相，並不是真正可管理好公司的一門學問。

現代管理學並不是採用老闆、員工一視平等的精神。當碰到公司營運有困難時，管理學基本上皆無法探討老闆本身的錯誤，而只探討員工的錯誤；常利用的是裁員，而不是老闆拿出自己的財產來賠償公司的損失。而當遇到有盈餘時，老闆永遠是拿最多的，只剩下零頭分給員工。這根本不是自我誠實的態度，因此發生問題時，永遠無法找到真相；管理學也就無法解決公司的問題。目前看到管理學的理論一直不停地在變動，就代表它沒辦法找到真相。

律師是為誰服務？

學法律的人會擬定法律條令，無論是在司法機構裡執行判決，還是在民間為民眾服務執行律師業務，都是法律專業人才，他們是為誰服務？如果是為了大財團或是掌權者服務，所制定出來的法律就會偏向有利於掌握權力的執政者或是大財團，而忽略一般民眾，造成一般民眾的辛苦。這是現代律師養成教育，所必須重視的問題。

記者是為誰服務？

　　許多知名的報業與媒體，被收購後失去客觀的立場。記者會報導不實的消息，混淆真相，造成社會動盪不安，此時已經失去記者的專業道德了。但是在民主國家，媒體與司法獨立，是民主國家的主要支柱。為了尊重「媒體自由」的原則，民主政府也無法直接干涉，形成目前民主國家的頭痛問題。因此每一位記者，都必須誠實地問自己，記者是為誰服務？

網路媒體與謊言的氾濫

自我誠實在現今網路的時代顯得更加重要，目前在網路上充斥著各種謊言，許多捏造不實的資訊，常常令人質疑散播此消息的人，是否誠實、能面對自我？不誠實面對自我的人，最終受災難的其實會是他自己，如果所散播的謊言會影響到政治決策，那麼整個國家就會因為沒有辦法發現真相去解決問題而受難；媒體記者如果沒有誠實面對自己，散播不實報導，也會導致國家動盪不安；一個律師如果無法誠實的面對自己、扭曲自己，便會替有罪的人辯護而漠視自己良心的檢視；一個法官或者是檢察官，如果不能誠實面對自己，就會受意識形態的影響，產生不公正的起訴或判決。

　　誠實在社會裡是特別重要，尤其是在網路訊息氾濫的時代，每個人都可以散播謊言，此謊言經過媒體或者網路的放大以後會威力無窮，這並非好事，這會讓大家都迷失在謊言中；因此，每個人要訓練自己有能力發現真相，同時要訓練自我誠實，才有辦法讓真相得以曝露出來。

• 11
電腦時代與人工智慧

人工智慧與真相

　　電腦經過不斷地研發與設計改良後，計算能力越來越強大，二十一世紀後，已經能夠從事極複雜的計算。電腦最大的特點是，它能依照指示重複計算，不管再怎麼單調也不會疲乏，因此，非常適合用在需要反覆利用同樣的邏輯計算方式找出方法的事情上。在進入二十一世紀後，人類利用電腦強大的計算能力、永不會疲乏可以重複單調計算的特性，已經發展出「人工智慧」，利用電腦自動產生答案。人工智慧裡面的一項分支叫做「機器學習」，模仿人類大腦，利用神經網路模式輸出答案。給予電腦輸入各種

大量的數據以後，利用強大的計算能力，不停的計算，讓它自己產生答案，就像是人類在尋找真相一樣，但是，此時給予的大量數據，大到是人腦沒辦法處理的，電腦卻有辦法處理。

無論是「機器學習」或者「深度學習」的人工智慧分支，都是人類在教導電腦，如何去猜測真相。在整個過程中，也足以讓人類思考此哲學問題，人類是如何得知真相的？利用人類經驗與知識，經過不同的各種嘗試後，產生現有的「機器學習」與「深度學習」的方法。

對於地球真相，我們在成長的過程中，學會了辨識許多特徵。在孩童時期，多年以不同角度接觸真實世界與被教育，已經能夠用少數特徵，辨識出真相來。例如看到老虎的影片，即使是老虎只露出部分身體，但是仍能夠立刻辨識出：「這是一隻老虎」。但是此現象，僅限於人類所熟悉的地球環境，對於不熟悉的外太空，則無此能力。此現象如同「機器學習」，人類所發展的人工智慧理論與方法，先給予大量數據，以少數特徵做依據，讓電腦計算，猜測答案。 此種數據的給予可以分兩類，一類是有監視下的數據，叫做監督式學習（Supervised learning）；另外一類是

沒有數據、標準答案給電腦，讓它自己自動分類，這種叫做非監督式學習（Unsupervised Learning），利用已知的科學理論，人類已經逐漸發展各種電腦的演算法可以去解決許多問題。

人類經過科學研究，領悟到宇宙有因果關係，再將因果關係寫成科學理論以闡述因果。人類利用已知的理論，去探索外太空時，可以預測與理解所偵測到的各種奇怪現象，而進一步了解宇宙真相。此了解過程可分兩階段：「第一階段是找到理論，第二階段是用理論去瞭解真相。」此過程有如發展人工智慧裡的「深度學習」，給機器大量的數據資料，讓它形成自己的理論。一旦計算機器發展出自己的理論，它就可以用此理論去猜測更多的相關數據。

機器學習

機器學習當中，我們給予有標準答案的大量數據，叫做監督式學習；也可以不給標準答案，探索特徵的相關性程度，讓機器自己去分類各種可能的相關性，稱之為非監督式學習。例如，如果我們要預測某一棟房子可以賣多少錢，

可以提供過去賣房子的價錢資料、房子大小或地點（特徵），讓電腦學會以特徵預測另一棟新房子的賣價；如果要預測某位學生這次考試成績，我們可以利用他過去的所有成績，建立預測的模式，此種預測的模式，常用的知識理論為線性回歸模式（Linear regression）。

在十九、二十世紀時，數學的發展已經利用在統計學上，且成功建立起許多的線性回歸模式。譬如，在醫學界，只要利用一個人的年齡、身高與性別，就可以成功預測他的肺活量測起來應該多少、他的走路可以快到什麼程度、在六分鐘內可以走多遠的距離等，這些都是利用已知變數去預測可能的後果。機器學習就是可以處理這種問題，只要給它標準答案及大量數據讓它自己學習，它就可以在不同的計算下尋找到、不停地修正測試結果，讓測試結果逐漸出現理想，此時找到的預測公式變得可以反映因果關係的相關線數關係，稱之梯度下降法（gradient descent algorithm）；也可以給予電腦大量數據，即使不給標準答案，仍然可以自動地分類、嘗試、找到最佳相關性後，建立起關聯性的因果關係，這是進入電腦世代以後，人類一個很重要的突破，現在已經逐漸開始運用在各種科技上。

譬如，要設計無人操作的空中飛行器，讓它在空中飛行，可以適應各種不同的狀況而不會撞機。

大數據的時代

作研究時，也是要先收集大量資料，才能有成果。機器學習另一個可以用到的是「大量的自動蒐集、數據蒐集、自動分析」，這在商業界是非常熱門的。譬如，超級市場可以利用顧客購買的行為模式，蒐集大量的數據後，分析出顧客常用的購買模式，常見的網路搜尋工具（如 Google 搜尋引擎），也是利用此自動的大量數據蒐集；在你重複做每件事時，都是數據的蒐集，Google 搜尋引擎會自動找出你最後想要找的是什麼，這些都是電腦利用大數據的蒐集與自動分析後找到最佳模式，幫助你做想要做的事情。

能源消耗與效率問題

近代機器學習，能夠成效卓越，均拜「神經網路」的模式所賜。如下圖：

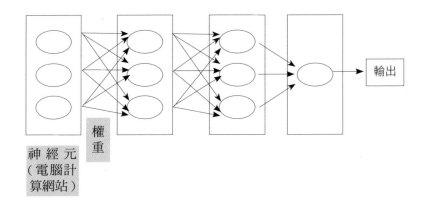

神 經 元
（電腦計
算網站）

權重

　　人工智慧的神經網路，設計如同人腦，一層又一層的計算與轉換輸出（參考第三章：我們的大腦），輸出時乘以權重，不停地轉換該訊號強度，最終輸出有意義的解讀結果。

　　電腦雖然能夠大量計算，但是仍然跟人腦同樣會面臨到問題，第一個是「能量消耗」，所有資訊要傳遞都需要消耗能量；第二個是「雜訊的產生」，在資訊傳遞中，產生雜訊是不可避免的；因此，要做大量數據分析及計算的時候，此種資訊傳遞的消耗量越大，表示能量消耗越大，亦表示產生的雜訊越多。但是，現在電腦才剛開始起步，還沒有辦法像人腦一樣的好；許多自動駕駛汽車仍然會出車禍，開的速度也不像人類駕駛般的平順，坐起來不太舒服，等到這些問題克服後，代表需要消耗更多的計算，電腦一

樣要面臨到人腦會遇到的問題：「能量的消耗」、「如何更有效率」及「如何減少雜訊」；此時電腦預測應該會變得像人腦一樣，會產生各種認知錯誤，出現我們現在尋找真相時的盲點。

人類能完全依賴人工智慧來找出真相嗎？

電腦可重複單調計算，一定會有結果，但是此結果可靠嗎？電腦計算有優點，但不能因此將此結論當成真理，此結果是否正確，才是能否接受此結論的依據。這牽涉到電腦是否有能力發現真相？發現真相需要具備哪些條件？了解人類如何發現真相的過程後，可理解電腦還有一段很長的路要走。

難以理解、預測的網路世界

電腦科技的發展，另一項成就是網路世界，人類可以利用科技，快速的傳遞資訊。此群體關係，極為複雜。宇宙任何事物都暗藏著因果關係，但是此暗藏的因果定律，在

群體裡，皆會依照演化定律，經長年而自然的形成「網路世界」與其特有的「複雜性」。政治、經濟是個網路世界，其組成的個人，共同形成網路世界，彼此互相作用與對話，決定最終的輸出，其輸出可以千變萬化。人體各器官間也是網路世界，器官皆彼此對話，決定最終此身體要如何反應、如何想、如何行動。

即使是單一器官，例如大腦或肝臟，其細胞也是共同形成一個網路世界；或者更小至單一的細胞，即細胞內部，有許多蛋白質、核甘酸，各處於不同狀態，彼此影響、互相對話，細胞內也是自成一個網路世界。甚至一個單獨的蛋白質，其蛋白質鏈上，有不同的區段（domains），受許多外在化學物影響，不同作用下最終決定此蛋白質的命運與作用；因此即使單一的蛋白質，也是自成一個網路。

在網路世界，其「因→果→表象」的關係極為複雜。「輸入信號→接受者→反應輸出」三者而言，在接受者是「網路世界」時，即使是同樣的信號輸入，常會出現許多種不一樣的反應輸出。因此要預測一個干涉、介入行為，會產生什麼後果？是難以預測的。例如社會或政治此網路世界，執政黨的某一決策，有團體會大為讚揚，解釋成德政，

但是另一個團體卻會認為是極度惡意的政策，大為撻伐。同樣的一個笑話，一個人聽了可能會大笑，另一個人聽了卻可能大怒，認為在侮辱其族群。

就肝臟而言，在剛吃完一餐的隨後四小時，即使不再進食，仍會將肝臟內的葡萄糖轉成為肝醣（glycogen），進行所謂的肝醣生成反應（glygogenesis），同時分解葡萄糖，轉成「脂肪酸」（fatty acid）儲存；但是後續繼續禁食，肝臟開始進行相反作用，將形成的肝醣分解，轉成葡萄糖釋出到血液，進行所謂的肝醣分解反應（glycogenolysis），而且停止製造「脂肪酸」；如是再繼續禁食八小時以後，肝臟無肝醣可用，會轉而攝取血液中的胺基酸，將胺基酸轉成葡萄糖，供腦細胞與紅血球使用。肝臟同時會將血液中的脂肪酸，分解成腦與各器官可用的能量分子「酮體」（keone body）。

肝臟似乎有記憶能力，同樣的停止進食，在不同時期，肝臟會依狀況而有不同的解讀與反應。如果加上運動、疾病、環境溫度改變、不同的身體狀況，則肝臟在禁食期間會有何反應？可能大出意外，令人吃驚。因此即使小至一個細胞，大至一個國家組織，其網路世界皆有記憶能力，

也具有偵測現況的能力，而呈現「同樣訊號的影響，出現不同的反應結果與現象」。

反過來看，出現同樣的結果，在網路世界到底是來自什麼原因，也常常令人猜不到，因此難以解決問題。例如影響現代人健康最嚴重的問題「癌症」，雖然現今對於人體結構、各器官運作皆已明瞭，甚至已進展到明瞭細胞運作細節，但人類仍無法猜出致癌原因。雖然運用已知的「因→果→表象」知識，試了許多療法，仍然有許多癌症令人束手無策。在網路世界，即使出現的任何一個現象，也同樣令人猜不到內在是什麼「果」，才會出現此現象。例如同樣的咳嗽，可能來自各種疾病；有的人是因為病毒感染上呼吸道，有的人則是鼻竇炎而長期鼻液倒流到喉部刺激所致，有人則是因為細菌性肺炎，或肺癌，或藥物過敏，或吞嚥障礙造成唾液、食物進入氣管所致，種種眾多疾病，皆會產生同樣的咳嗽現象。二十一世紀的醫學，已經了解以前錯誤的觀念，知道「症狀治療」只是個口號，是人類科學觀念仍未發達前所產生的錯誤觀念。如果要預測結果或解決問題，仍然要從因果關係著手。

網路世界是如此的難以理解、預測，那麼要如何解決問

題呢？要如何預防問題發生呢？答案在於掌握住「文化」與產生該文化的因果關係。在生物體，則是掌握住生物的「能量現況」。生物的一切活動，皆是為了攝取能量，而且有效率的運用能量，以維持其生存。

掌握住網路世界的文化，就能解決網路世界的問題

一個網路世界，自然的會形成其特有的文化。一個政府，其掌權的政體會產生特有文化，有的政權是獨裁自大，有的是貪汙，也有的政權是形成誠實或勤勉的文化。此文化的產生，皆來自於控制此政權的主要成員。在個人而言，其「文化」就是一個人的「習慣行為」，習慣說謊或誠實，習慣貪小便宜或慷慨對人，皆是代表此個人；掌握住此人的習慣行為，就可預測此人碰到某事件時會有何反應。

組織的掌權者可塑造文化，一旦文化成形後，所有進入此組織的成員，都會受此文化影響，被塑造成適應於此文化的人。例如獨裁政權，在此政權下生活的人民，就會被塑造成拍馬屁的人格與行為。一個獨裁專制政黨，控制住媒體與宣傳工具後，人民就會變得愚蠢。

同樣的，在個人而言，一個人對於常在做的事，如果不注意而養成不良的習慣或思考模式，就很難跳脫悲慘的命運。例如一位地方首長競選者，如果被發現學歷造假，其競選團隊裡的工作人員，應該立即脫離此團隊，否則會受此造假文化的影響，讓自己變成習於說謊的人。一個政黨，如果缺乏自我誠實的文化，其黨員應該立即脫黨，否則天天替此政黨解釋脫責，自己也會變成說謊成性的人，就再無法解決問題了。

　　文化不等於頭銜或標籤，一個政黨的名稱不會變，但是其文化會變。一個教授的頭銜，並不代表此人的思考或行為習慣；但是人們皆自然的會依賴名稱、頭銜或職位去處理問題，這常常會出錯，並無法解決問題。

每個人都必須誠實面對自我，才有網路世界可用

　　我們身體的每一個器官，彼此都會誠實地對待另一個器官，不會提供錯誤訊息，因此我們才能正常的生活。只要一個器官錯亂，所有的器官都會無法正常工作，甚至造成死亡。在人類社會裡，每一個人也必須如此，誠實的面對

自己，才不會刻意提供假訊息給別人，否則會導致整個社
會的崩潰，讓社會裡的每一個人，都無法活下去。

• 12
後記

　　全球冠狀病毒的大流行，經過兩年之後，仍然沒有停止的跡象，我們有從此事受到教訓嗎？面對大災難，我們已經能夠有較明智的抉擇嗎？智慧來自知識、經驗與反省。如果要能夠有獲知真相的能力，在知識方面，不論任何一個專業領域，除了自己所從事專業領域的知識外，還必須要有一些科學的哲學素養，以及對自我的認識。本書目的，在介紹一般的哲學觀念，同時介紹人類大腦，幫助讀者認識人類自我，以避免陷入人類天生的認知陷阱。如果要能夠有獲知真相的能力，在經驗方面，一定要重視真相，遇到問題時要養成收集資料的習慣，養成看證據與分析的習慣，而不要盲從的，追尋他人的意見。但是更重要的，是

養成反省的習慣。因此培養自我誠實的習慣與作法，勇敢的面對自己的缺陷，才有辦法改進自己，進而獲得真相的能力，因此自我誠實是所有的根本，可串起本書中所談的任何一個面向的問題。

真相是如此的難以捉摸，因此人類演化出複雜的大腦，試圖了解真相，以解決生存上的威脅問題。生命本身，就是一連串的問題與問題的解決。宇宙間，背後隱藏著因果關係的運作法則，但同時又有無所不在的隨機現象，因此讓人難以捉摸我們的世界。真實世界不會自動告訴我們真相，我們必須用各種方法去測試，猶如瞎子摸象。但是少量的證據，常讓我們誤判真相。例如摸到象的大腿時，會誤以為象長得就像是一根柱子；摸到象的尾巴時，就誤以為象長得就像一條繩子。加上一個更困難的事實是，不論用何種方法去探測真實世界，皆有無法避免的雜訊伴隨著出現；因此獲得真相變成更是困難。當我們誠實的面對自己時，我們就會變得謙虛，知道自己常常犯錯。當我們發現真實世界，都有因果關係時，而且能夠誠實面對自己時，我們就會對自己的言行倍加謹慎。因為我們會學到，自己不負責任的行為，遲早會反撲到我們自己的身上。

沒有證據出現，不等同於不存在證據。證據不會自動出現，需調查與蒐集資料，才會有機會暴露真相。我們看不到空氣，並不等於沒有空氣阻力的存在；因此一般人會誤以為，羽毛與石頭下降的速度不一樣，是因為兩者重量的不同。隨著人類知識的進展，我們已經有辦法用知識來了解現象，進而了解發生的個別事件。如何尋找真相的哲學知識，和專業知識一樣的重要，必須善用之，這也是筆者寫作此書的目的。

我有能力知道真相嗎？

作　　　　者／楊治國
叢 書 主 編／蔡文村
叢 書 編 輯／何祺婷
美 術 指 導／邱宇陞
內 頁 排 版／甯好工作室

發 　 行 　 人／王端正
合心精進長／姚仁祿
傳 　 播 　 長／王志宏
平 面 總 監／王慧萍
平面副總監／黃世澤

出 　 版 　 者／經典雜誌
　　　　　　　財團法人慈濟傳播人文志業基金會
地　　　　址／台北市北投區立德路二號
電　　　　話／（02）2898-9991
劃 撥 帳 號／19924552
戶　　　　名／經典雜誌
製 版 印 刷／中原造像股份有限公司
經 　 銷 　 商／聯合發行股份有限公司
地　　　　址／新北市新店區寶橋路 235 巷 6 弄 6 號 2 樓
電　　　　話／（02）2917-8022
出 版 日 期／2022 年 6 月初版
定　　　　價／新台幣 320 元

國家圖書館出版品預行編目 (CIP) 資料

我有能力知道真相嗎 ?/ 楊治國著 . -- 初版 . --
臺北市 : 經典雜誌，財團法人慈濟傳播人文志業基金會，
2022.06　　　　　面；　公分

ISBN 978-626-7037-45-4(平裝)

1.假說 2.理論 3.真相 4.證據 5.證偽 6.診斷學 7.因
果關係 8.大腦認知 9.邏輯論證 10.演繹 11.人工智慧
12.萊克多巴胺 13.SARS 14.新冠肺炎

415.21　　111002214

經典
HUMANITY
人文